Hartmut Lohmann

GRUNDLAGEN DER
ENERGETISCHEN HEILUNG

Hartmut Lohmann

GRUNDLAGEN DER ENERGETISCHEN HEILUNG

Warum sie wirkt, wie sie funktioniert

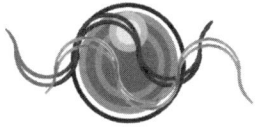

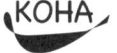

Wichtiger Hinweis

Die im Buch veröffentlichten Ratschläge wurden von Verfasser und Verlag sorgfältig erarbeitet und geprüft. Eine Garantie kann dennoch nicht übernommen werden. Ebenso ist die Haftung des Verfassers bzw. des Verlages und seiner Beauftragten für Personen-, Sach- und Vermögensschäden ausgeschlossen.

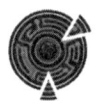

Symbol für Erfahrungen und Heilungen

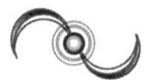

Symbol für Übungen und Hintergrundinformationen

© KOHA-Verlag GmbH Burgrain
Alle Rechte vorbehalten
1. Auflage September 2011
Lektorat: Nayoma de Haën
Illustrationen/Grafiken:
Aaron Stewart und Hartmut Lohmann
Layout: Birgit-Inga Weber
Gesamtherstellung: Karin Schnellbach
Druck: CPI, Moravia
ISBN 978-3-86728-164-5

INHALT

PROLOG

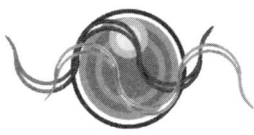

*»Wie kannst du einen Tropfen Wasser
vor dem Verdunsten beschützen? –
Indem du ihn zurück ins Meer gibst.«*

Tibetische Weisheit

Zement der Seele

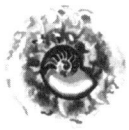

Das Leben hatte gewonnen: Ich würde mich umbringen. Hinter geschlossenen Augen starrte ich auf die Unzahl meiner psychischen Geschwüre, diese dunklen Narben der Seele. Seit der Kindheit hielt mich die Depression umklammert wie eine Krake. Eine Umarmung, die mir die Luft zum Atmen nahm und jede Hoffnung, eines Tages frei zu sein, mir selbst zu gehören. Mein höchstes Glück war, wenn der Griff der Krake sich ein wenig lockerte. Wie oft hatte ich mich den Fesseln dieses schwarzen Tieres zu entwinden versucht, worauf der Druck seiner Umarmung nur an Stärke gewann. Meine Trauer ließ keinen Zweifel daran, wer wem gehörte und wer die Macht über wen besaß.

Niemand sollte über Depressionen urteilen, der sie nicht am eigenen Leib erfahren hat. Dieses Gefühl, die Seele würde ertrinken, das schlagende Herz erwürgt. Die Lieblosigkeit der Welt kriecht in den Geist wie ein Gift. Aber es betäubt dich nicht, obwohl du müde, untätig und fahrig wirst, stolperst oder dich schneidest. Nein, dieses Gift klärt deinen Kopf gleichsam auf und macht ihn glasklar wie eine Lupe, die selbst die kleinste Laus, die über deine Leber läuft, wie ein groteskes Monster erscheinen lässt. Alles um dich herum wird dunkel, die Farben werden grau und die Stimmen und Töne verrauschen wie in einem Tunnel. Allein der Schmerz ragt aus dieser uferlosen Leere hervor, aus der es kein Entkommen und Emporklettern gibt. Überall um mich herum waren Verzweiflung, Ausbeutung, Tod. Wann würde das aufhören? Wieso war das Leben so qualvoll? Und wie lange würden seine Mühsale noch dauern?

Wir arbeiten, nur um zu sehen, wie alles zusammenbricht. Wir lieben, nur um zu spüren, wie die Liebe wieder vergeht. Wir finden und verlieren, wieder und wieder und wieder. Wir hoffen und erkennen, dass selbst die Hoffnung letzten Endes stirbt … Alles vergeht. Warum nicht auch das Leid?

Es gab keine Hoffnung mehr, die mir etwas bedeutete. Wo selbst Buddha und Jesus verkappte Selbstmörder waren, strebte die halbe Welt goldbeklebten Selbstmördern nach.

Frauen, Partys, Geld – ich hatte alles ausprobiert und nichts hatte mich dauerhaft glücklich gemacht. Es überdeckte bloß den hohlen Schmerz, der tief in meinem Innersten pochte. Für mich waren die Menschen Ertrinkende in einem Ozean der Sterne, um jeden Preis darauf bedacht, als Letzte unterzugehen. Aber warum sich wehren? Warum nicht aufgeben und sich sinken lassen in dieses unergründliche Nichts, wo es ohnehin unser Schicksal ist?

Ich würde in ein Kloster eintreten und dreißig Jahre meditieren müssen, wollte ich all diese zerrenden und zehrenden Empfindungen abschütteln. Und danach wäre ich wahrscheinlich leer, ausgeblasen vom Wind der Erkenntnis. Nein, da brachte ich mich lieber um. Das schien mir die sicherste Lösung. Der Tod würde mich von der lästigen Pflicht entbinden, irgendwas zu tun oder erreichen zu müssen. Ich war es so satt, mich für mein Wohl zu quälen. Jesus konnte mir den Buckel runterrutschen und Buddha meinen Hintern küssen. Ich würde niemals in Frieden mit mir leben, niemals Ruhe vor mir haben. Ich hatte Seelenkrebs im Endstadium. Die Leere und Sinnlosigkeit der Welt, das Gefühl, allem ausgeliefert zu sein, während jeder Teil meines Körpers eine Tonne wog: Es war einfach zu viel.

Mitten in diesen Monolog, den ich schon tausend Mal mit mir geführt hatte, sprach eine kleine Stimme: »Wenn sowieso alles egal ist, kannst du dir auch egal sein. Am Leben zu bleiben, obwohl du dich nach dem Tod sehnst, wäre die größere Gleichgültigkeit dir selbst gegenüber.« Ich blieb mitten auf der Straße stehen, denn die Stimme hatte recht. Wenn es möglich ist, sich von allem Ärger und allen Sorgen zu befreien, sollte ich damit beginnen, mich nicht länger über meinen Ärger zu ärgern oder über meine Sorgen zu sorgen. Wenn alles unmöglich ist in dieser Welt, ist überhaupt nichts unmöglich.

Das war der erste Schritt. Ich meditierte nicht länger, um mich von Kummer oder Stress zu befreien, sondern um die Suche nach einer Lösung aufzugeben. Statt das Ziel erreichen zu wollen, ließ ich das Ziel los. Ich war mir egal. Sollte die Meditation mit mir machen, was sie wollte, ich war fest entschlossen, ihr gelassen dabei zuzusehen. Mehr als der Tod drohte mir nicht und der Tod war mir egal.

So in die morgendliche Meditation versunken, glomm über mir heller und strahlender als je zuvor ein Licht auf, das wie ein großes Versprechen aussah. Um dieser leuchtenden Zusage näher zu kommen, lockerte sich mein Körper und in ihm mein Geist. Als wäre ich mein Leben lang eine geballte Faust gewesen, begann sich mein Körper langsam zu öffnen. Das Wort »Entspannung« bekam für den Rest meines Lebens eine neue Bedeutung. Die Härte der Muskeln glitt von mir ab wie eine schwere Rüstung, mein Geist wurde weich und weicher, bis er eine ätherische Konsistenz annahm. Ich schien aufwärtszuschweben und ließ meinen Körper unter mir wie ein Gefäß, das mich ein Leben lang gehalten hatte, um mich ganz in dieses Leuchten zu bewegen. Zeit und Raum gingen auseinander wie ein Vorhang, der beiseiteglitt, und körperlos verschmolz ich mit dem strahlenden Licht. Ich wurde dieses Licht und erkannte, dass ich es stets gewesen war und immer sein werde, egal was geschieht.

Der Mensch, der ich war, starb, als er in dieses Gewahrsein einging. Es war nichts Erschreckendes daran, obwohl Angst und Glück einander umspielten. Es war das Ende eines Lebens und der Anfang eines ganz neuen. Ohne Worte, ja ohne Gedanken, verstand ich:

Raum und Zeit sind eine Illusion. Das separate Ich ist ein Trugbild, das wir selbst erschaffen, weil wir leiden. Das reine Sein ist leidloses Bewusstsein und Urgrund aller Dinge. Und das Erwachen zu diesem zeitlosen Grund der Welt ist das Ziel jeden Lebens. Ich bin kein Mensch. Ich bin Nichts. Und als Nichts bin ich Alles. Es gibt nur das eine Bewusstsein im Universum, das sich selbst unendlich oft enthält. Es bringt die Körper und Gegenstände kraft seiner Gedanken und Gefühle hervor wie ein Töpfer, der sich selbst aus dem Lehm knetet. Dieses Bewusstsein ist göttlich und damit jedes Bewusstsein in ihm. Es ist unendlich klein, unendlich groß. Es passt auf eine Nadelspitze und füllt das Universum aus.

Zum ersten Mal in meinem Leben spürte ich, wie schön es ist, zu sein – und nichts weiter. Ich fand mich in einem Zustand wieder jenseits der Ruhe oder Hektik, jenseits der Form oder Formlosigkeit. *Ich bin seit Ewigkeiten.*

Im Licht dieser Erkenntnis verstand ich, niemals gefallen oder gestiegen zu sein. Ja, mich niemals vom Fleck bewegt zu haben, weder zeitlich noch räumlich, noch spirituell. Und dass selbst das Erreichen von Erleuchtung ein Ziel ist, das zur Illusion gehört, da alles erleuchtet ist, jederzeit.

Wie alle, denen die Einheit und Ganzheit der Dinge offenbart wurde, verweilte ich im Zustand der Zustandslosigkeit, dem, was Buddha »Nirwana« nannte. Hier gibt es weder Zeit noch Ort, keinen Willen und kein Bedürfnis, keine Ursache und keine Wirkung. Es gab nie ein Ziel, da alles ist, von Anfang an.

Alle Qualitäten der Welt sind verschmolzen. Es gibt weder Anfang noch Ende. Alles ist eins und alles bist du. Jeder folgende Augenblick verstreicht als makelloser Ausdruck deines unendlichen Selbst.

Ich erinnere mich, wie weit und freundlich der Himmel aussah an diesem Tag. Und dass die Bäume, Wolken und Vögel am Horizont miteinander verschmolzen. Plötzlich war die Welt ganz friedlich, jetzt wo ich Frieden in mir gefunden hatte. Als sei ich es all die Jahre gewesen, der mit dröhnenden Gedanken die Vollkommenheit der Stille übertönte. »Wir ertragen die Erleuchtung nicht«, dachte ich, »bis sie uns trägt.«

Gefühle wehten wie ein lauwarmer Sommer nach einem auszehrenden Winter durch meinen Kopf. Die Sonne schien sonniger, die Wolken wolkiger, Farben leuchteten wieder und die Strukturen und Maserungen aller Dinge um mich herum faszinierten mich wie ein Kind. Das sonnendurchtränkte Äderwerk der Blätter, die irisierenden Reflexionen der Gläser, Kristalle und silbernen Oberflächen – sie zwinkerten mir zu. In den nächsten Tagen war ich einfach glücklich, zu sein.

Doch dann – es war vier oder fünf Tage nach diesem Erlebnis – sank ich langsam in den Morast der Hoffnungslosigkeit zurück. Die Krake meiner Trauer umschlang mich wieder.

Die Kunst war mein Ozean der wogenden Möglichkeiten gewesen und die Wissenschaft mein sicherer Hafen, zu dem ich flüchtete, sobald mir die Realität zu bedrohlich erschien. Nun war beides zunichte. Der Ozean war ausgetrocknet und der Hafen eine dünne Attrappe. Alles, woran ich mich ein Leben lang geklammert hatte, lag in der Sonne der Erkenntnis verbrannt. Die drängelnde Motivation, weiterzuleben, war ebenso verglüht wie der dringende Anlass, zu sterben. Was ich früher mein Leben nannte, woran ich Hoffnungen, Gedanken und Gefühle gehängt hatte wie Schmuck an einen Weihnachtsbaum, war vorbei. Mein Leben als Mensch war beendet, aber mein Leben als etwas Neues hatte noch nicht begonnen.

Es fühlte sich an, als sei ich stecken geblieben, zu Lebzeiten gestorben, doch weder erleuchtet noch tot. Es gab also etwas Höheres, Reineres im Leben und im Tod, dem an Wunderhaftigkeit nichts gleichkam. Diese Erfahrung war für mich so grausam wie schön. Sie war Erfüllung und Entleerung zugleich, denn ich musste alles loslassen, was mir jemals etwas bedeutet hatte, um mit diesem Licht vereint sein zu dürfen.

Diese Erkenntnis hob mich in die höchsten Höhen und ließ mich zurück im Staub. Gemessen an dieser Erfahrung waren die Freuden meines Lebens ein bitteres Schicksal gewesen. Mir taten alle lachenden und weinenden Menschen leid. Diese traumgleiche Realität, in der ich mich wiederfand, in der selbst der reichste Mann auf Erden ein Luftschloss bewohnt, verzauberte und erschreckte mich zugleich. Wenn nichts echt auf Erden war, wem oder was konnte ich vertrauen?

Und zugleich war da diese zarte Stille in mir, in der es (ohne Antwort) keine Fragen mehr gab.

Ich hatte meine Bedürfnisse abgeschüttelt, aber diese noch nicht mich. Auch hatte ich meine Ängste losgelassen, aber diese noch nicht mich. Geblendet von diesem Licht war ich blinder als je zuvor. Sosehr ich mich auch bemühte, die neuen Erfahrungen in mein altes Weltbild zu integrieren, es wollte mir nicht gelingen. Es lief immer wieder auf die gleiche Erfahrung hinaus: Alles ist kosmisches Bewusstsein. Also baut dieses Bewusstsein den Kosmos und nicht umgekehrt.

Und was jetzt? Konnte ich das Universum nach meinem Willen gestalten? Oder wie Jesus über Wasser gehen? Fehlanzeige. Ich konnte ja nicht einmal glücklich sein.

Damit würde ich also beginnen. Bevor ich darüber nachdachte, welche »magischen Fähigkeiten« ich entwickeln konnte, sollte ich dafür sorgen, dass meine Laune stabil blieb. Denn Lebensfreude besitzt einen Wert in sich selbst, ohne jede spirituelle Deutung. Zugleich schwor ich mir, keinen Stein meinem Gedankengebäude einzufügen, der sich nicht als tragfähig erwies. Die Steine von unten nach oben zu setzen, um eine Treppe in den Himmel zu bauen – das hatte ich oft genug gesehen. Wenn der Aufstieg selbst zur Illusion gehört, gilt es, den Wunsch nach Größerem zu überwinden, um fest in der Leerheit zu stehen.

Wie ein Affe, der unter Mühen und Qualen das Laufen und Sprechen lernte, rang ich mit den Widerständen in meinem Körper. Immer wieder stürzte meine mühsam aufgetürmte Gemütsverfassung zusammen. Ich fühlte mich wie ein flugunfähiger Vogel, wie ein Fisch ohne Kiemen. Erkannt zu haben, dass der Kosmos das eigene Bewusstsein ist, aber nicht darin aufgehen zu dürfen; Ängste und dunklen Trübsinn zu erleiden und zu wissen, dass sie keine reale Substanz besitzen: Das war schlimmer als mein Zustand davor.

Die Gefängnismauern der Welt rückten näher, statt sich von mir zu entfernen. Mein Ego fühlte sich ausgehungert, wie ein Geist, der verzweifelt zu essen versucht. Und ich versuchte, mit meinen Gefühlen an dieses Licht heranzureichen, wie eine verwitterte Tanne, die den kühlen Kitzel einer Schneeflocke spüren will. Aber meine Sinne waren verholzt. Wie Rinde umklammerte etwas mein Herz, worin ich die Wahrheit nur durch Schmerzen sehen konnte. Und es gab Zeiten, da beneidete ich die Unwissenden und sah mich in die Ecke gedrängt von der großen Befreiung.

Auch zweifelte ich an meiner geistigen Gesundheit. Durfte ein gesunder Mensch behaupten, sein Bewusstsein wäre das Universum, er wäre alles, was ist, war und je sein wird, aber sein Ego verstopfe den Zugang zu dieser Erfahrung? Das gäbe eine schöne Diskussion mit dem Psychiater. Denn wenn »ich« eine Illusion bin, wer spricht dann? Niemand. Und wer hört zu? Auch niemand.

Mein Leben ging weiter und nahm keine Rücksicht auf das weltbilddrehende Ereignis, das mir zuteil geworden war. Ich ging weiter zu den Psychologievorlesungen und versuchte, den Alltag aufrechtzuerhalten. In meinen Meditationen durchlitt ich währenddessen alles, wozu der Mensch imstande ist: unsägliche Wut, namenlose Angst, Abscheu, Selbsthass, Mordlust, Wollust, die Freude an der Zerstörung, die ganze keifende, zähnefletschende, wutsabbernde Empörung. Die Intensität der frei werdenden Gefühle war so heftig, dass mein Herz aussetzte; sie würgten mich bis zum Erbrechen, warfen mich in Krämpfen auf den Boden, liefen mir in Tränen herab. Mein ganzer Körper verkrampfte sich und zwei Wochen litt ich an Herzrhythmusstörungen, für die es keine schulmedizinische Erklärung gab.

Ängste lösten sich, die für mich als Kind von existenzieller Bedrohung gewesen waren. Bis ins Säuglingsalter reichten die körperlich gespeicherten Bewusstseinsinhalte, die mir wie Narben ins Fleisch geschrieben waren. Was vormals ein verhärteter Muskel gewesen war, wurde zum Trauma, das sich seit der Kindheit in mein Fleisch krallte.

So schwer die Reinigung war, ich wusste, wofür ich sie durchlitt. Also ließ ich sie zu. Ich ließ zu, dass mir die Angst die Augen aus dem Kopf treiben wollte. Ich ließ mich von meiner Wut bei lebendigem Leib kochen und mir von den verborgensten Sehnsüchten die Haut abziehen. Die Offenbarung führte mich nicht in den Himmel, sie schleifte mich durch die Hölle. Sie forderte meine Bereitschaft, zu sterben – für die Liebe, für die Hoffnung, für den Augenblick. Jeden Tag starb ich ein bisschen mehr. Nicht für ein leuchtendes, strahlendes Ego, sondern für die nackte, simple Wahrheit.

Hätte ich gekonnt, wäre ich an vielen Stellen umgekehrt. Aber wir können uns nicht entkommen. Früher oder später hätte ich mich ohnehin der Wahrheit stellen müssen, denn diese Wahrheit bin ich.

Die körperliche Reinigung dauerte über drei Jahre. Sie umfasste Diät, Sport und viele Stunden täglicher Meditation. Früher habe ich mich über die Entsagung und den weltfremden Rückzug der buddhistischen Mönche lustig gemacht. Jetzt verstand ich, wie mutig und wichtig dieser Rückzug und diese Entsagung ist, um den letzten Zugriff des Ego zu vereiteln. Allein mit uns selbst, steigt empor, wovor wir ein Leben lang flüchten.

Über ein Jahr verbrachte ich damit, die einzelnen Chakras zu säubern und in geschmeidige Drehung zu versetzen. Dafür wählte ich die Kundalini-Tradition, in der die Chakras von unten nach oben, abwechselnd links- und rechtsdrehend, miteinander versöhnt werden. Oft genug fühlten sich die Fortschritte, die ich hierbei machte, wie Rückschritte an. Je offener und weiter mein Bewusstsein wurde, desto empfindlicher wurde ich auch. Trat ein Mensch in meine Nähe oder berührte mich gar, war es, als ob seine emotionalen Probleme kurzfristig auf mich übertragen wurden. Pflanzen begannen mit mir zu sprechen, auf eine Art und Weise, die ich weder verstehen noch erklären konnte. Und als fremde Präsenzen durch meine Wohnung schritten, glaubte ich, vollständig verrückt geworden zu sein.

Meine Fragen waren die gleichen Fragen, denen wir uns alle schon einmal gegenübersahen. Wie real sind diese Dinge? Und wie lassen sie sich beweisen? Denn egal auf was ich gestoßen war, es war größer als die menschliche Existenz und fernab der westlichen Wissenschaft.

Was sollte ich tun? Was *konnte* ich tun? Und wer war dieses »Ich«, das beharrlich von sich behauptete, etwas tun zu können oder tun zu sollen?

Schon länger vermochte ich das Chi[1], die ätherische Lebensenergie, in meinem Körper zu sammeln, es kreisen und fließen zu lassen und nach meinem Willen zu formen. Als westlich erzogener Mensch glaubte ich jedoch, dabei eine Art meditativ gestörtes Körperbild zu erzeugen, so wie Alkohol einen Drehschwindel hervorruft. Lustig, aber ohne Bedeutung. Endlich gestattete ich mir, das Chi als reale Energie anzusehen, die aus mir heraus- und in mich hineinströmt. Kraft dieses Vertrauens konnte ich die wiederkehrenden Energieblockaden in meinem Körper mit den Händen ausstreichen. Mit einem starken Chi-Strahl ließen sich auch tief sitzende Blockaden im Körperinneren entfernen. So dauerten die Meditation keine Stunden mehr, sondern Minuten.

Jetzt versuchte ich, das Chi statt auf meinen Körper auf Objekte zu richten. Und tatsächlich: Sie bewegten sich. Am Anfang dauerte es eine Stunde oder länger, als mein Energielevel starken Schwankungen unterlag. Aber die Gegenstände bewegten sich kraft meiner Energie. Für mich war das revolutionär. Indem ich mich in der Telekinese[2] übte, lernte ich das Chi der verschiedenen Energie-Meridiane zu projizieren. Damit hatte ich mir selbst den sichtbaren Beweis erbracht, dass Chi unabhängig von meiner subjektiven Realität existiert.

Ich wurde mutiger, was meine Erfahrungen und Theorien betraf. Wenn Chi die Materie bewegen kann und Chi dem Bewusstsein entströmt, ist mit der Telekinese der Beweis erbracht, dass Bewusstsein die Materie beeinflusst, wenn nicht sogar hervorbringt. Ich war also nicht verrückt. Es könnte tatsächlich alles eine Form des Bewusstseins sein. Chi verändert diese Form. Je mehr Chi wir als Individuen besitzen, desto größeren Einfluss könnten wir demnach auf unsere Realität ausüben – sogar im physikalischen Sinne. Wie die Chinesen es seit Jahrtausenden

●　●

1   Ein Glossar ist im Anhang dieses Buches (S. 202–206) zu finden.
2   Videos zum Beweis der Telekinese habe ich auf meiner Webseite www.chi-heilung.de gesammelt. Sie ist der Kontakt zu meiner Praxis in Bochum, in der ich energetische Heilungen kostenlos anbiete.

behaupten, könnten wir mit Chi andere Menschen heilen, Gegenstände bewegen, entzünden oder verformen.

Zwei Wochen nach dieser Erfahrung sah ich zum ersten Mal eine Aura. Ich studierte Psychologie in Maastricht. Im gedimmten Licht des Vorlesungssaales, vor dem weißen Hintergrund der Schreibtafel, leuchteten die Gedanken des Professors hellblau auf. Er war in eine blasse Korona gehüllt, in der Schweife und Schwaden von bunten Energien aufleuchteten. Mir war, als hätte ich diese Korona mein Leben lang gesehen, aber mich irgendwann entschieden, sie auszufiltern. Abwechselnd hellblaue und blassgrüne Wolken leuchteten um den Kopf des Professors – je nachdem, in welchem Bereich sich sein Geist bewegte und welche Gefühle seine Gedanken begleiteten. Verwundert schaute ich mich um. Die Köpfe meiner Kommilitonen rauchten nicht nur, sie brannten. Einige waren in diesen blassrosa Saum aus Licht gehüllt, an dessen äußerer Schicht bei genauerem Hinsehen Lichtfäden zitterten. Sobald ich mich auf ihre Aura konzentrierte, passierte zweierlei: Zum einen verdichtete sich im Raum zwischen den zitternden Lichtfäden die Farbe, während Myriaden mikroskopischer Kügelchen schillernd darin herumwirbelten, aus denen sich zum Teil leuchtende Objekte herauskristallisierten; zum anderen drehten sich die Menschen unerwartet um, als hätten sie meinen Blick gespürt.

Zu Hause betrachtete ich meine Finger und sah meinen eigenen Lichtsaum rosa und violett. Die Pflanzen, Gegenstände, der Fernseher, alles hatte plötzlich eine Regenbogenaura. Als ich einen Bleistift mit den Fingern aufgriff, umfloss ihn bunt und deutlich sichtbar etwas, das ich spontan als mein »seelisches Hologramm« bezeichnete. Was ich wirklich war und wie ich wirklich fühlte, umflackerte sichtbar den Stift. Meine Gefühle waren auf ihn übergegangen.

Die nächsten Wochen wandelte ich durch Maastricht wie durch eine neue Welt. Ich sah, wie die Menschen an der normalen Wahrnehmung vorbei, unbewusst mit ihren Energien kommunizierten. Ein ständiger Austausch bunt flirrender Information um mich herum. Zwar spürte ich empathisch auch mehr Leid als je zuvor, und doch weinte ich vor Glück, weil die Wirklichkeit so unendlich viel schöner ist, als ich es mir ein Leben lang in all meiner Vernunft erträumt hatte. So würde also die Zukunft der Menschheit aussehen. Die Vertreibung aus dem Paradies war nie materiell, sondern nur spirituell erfolgt. Wir leben inmitten göttlicher Schönheit. Und wir werden es alle sehen, sobald wir das Spektrum unserer Wahrnehmung erweitern.

Indem ich meine Aura betrachtete, spürte ich meine energetischen Schwachstellen auf. Mein Rücken war energielos, die Muskeln zum Ausgleich hart geworden. Die Hüften, Schultern und Handgelenke blockierten die orangefarbene Energie des Vitalchakras, da ich meiner Sexualität nicht erlaubte, in alle Teile meiner Persönlichkeit zu fließen. Die Wirbelsäule staute Energie, und wichtige Wirbel waren chronisch verklemmt.

Bei einigen Organen führte ich energetische Operationen durch, wobei ich mehr stiller Beobachter denn Chirurg war. Meine Thymusdrüse, ein Gewebe, das ich nie zuvor gesehen hatte, wurde derart von meinem Energiekörper geflickt. Helle »Fäden« sponnen sich aus meinen Fingern, drangen durch das Fleisch wie durch Wasser, umschlossen die verkümmerte Drüse und begannen in Windeseile, mit gelben, blauen und grünen »Schnüren« zu operieren. Ohne dass ich in irgendeiner Weise bewusst daran beteiligt war, außer dass ich die Hand absolut still halten sollte, wurde dieses Gewebe wieder seiner diffizilen Funktion zugeführt. Die Thymusdrüse unterscheidet stofflich wie feinstofflich zwischen guten und schlechten Einflüssen von außen. Ein gesundes Thymus-Chakra sorgt für eine semipermeable Aura: Gutes darf hinein, Schlechtes bleibt draußen.

Meine Schutzlosigkeit gegenüber dem empathisch empfundenen Leid anderer reduzierte sich, was meine Heilkräfte verstärkte. Das Leid eines anderen zu spüren, heilt ihn noch nicht; im Gegenteil, es kann mich schwächen. Erst wenn ich angstfrei bin, wo andere zittern, wenn ich warmherzig bin, wo andere kalt sind, findet ein heilender Austausch statt.

Krankheiten sind ansteckend, aber Gesundheit auch. Seitdem mein drittes Auge offen ist, sehe ich Tiere, Menschen,

Pflanzen und sogar vermeintlich leblose Gegenstände in einem völlig neuen Licht. Liebe ist allgegenwärtig. Freude ist das wahre Wesen der Dinge. Und selbst die größte Dunkelheit ist nur ein Beweis für das strahlende Licht dahinter. Wir sind dieses Licht und werden uns früher oder später darin erkennen.

Das torlose Tor ist nicht nur das Ende der alten Welt, sondern der Eintritt in eine ganz neue. Liebe ist es, die das Leere füllt. Schönheit spielt hinter der Maske des Schnöden. Gold umgreift gesponnen den Schmutz. Der Schöpfer schreibt unter dem Pseudonym des Menschen. Das Wahre erzählt von der Lüge …

Seit meiner ersten Erfahrung habe ich viele Jahre in Meditation verbracht, um meinen Körper noch tiefer zu reinigen und meinen Geist noch weiter zu öffnen. Es ist mein Wunsch, das angesammelte Wissen zu teilen, und meine Überzeugung, dass der Gewinn der Wahrheit den Verlust der Illusion überwiegt. Dieses Wissen gehört uns allen. Die Erkenntnis der eigenen Natur führt zu dauerhaftem Frieden auf Erden, einem Frieden, der durch nichts zerstört werden kann und den wir als seelisch-körperliche Harmonie auf andere übertragen. Das Chi ist die heilende Kraft im Universum, die uns beruhigt, in sanften Wellen nach Hause trägt und uns auf der einzigen Ebene heilt, die alle Grenzen überschreitet: der Ebene des Bewusstseins.

Entsprechend diesem Bewusstsein ist das vorliegende Buch in drei Teile gegliedert. Im ersten Teil wirst du die Grundlagen finden. Der zweite Teil handelt von den Erscheinungsformen der Energie. Und im dritten Teil soll sich der Kreis mit den Formen der energetischen Heilung schließen. Die Lektüre dieser drei Teile könnten wir erneut in drei verschiedene Kapitel ordnen. Metaphorische Umschreibungen wechseln hier mit wissenschaftlichen Darstellungen des Bewusstseins, die von meinen Erfahrungen und Übungen illustriert werden.

Mein Modell der Lebensenergie ist rein subjektiv und möchte der Weiterentwicklung der Leser dienen, nicht der physikalischen Überprüfbarkeit. In einer Welt, in der die menschlichen Gefühle Teil ihrer physikalischen Zustände sind, kann ein Gefühl die Welt verändern. Diese »subjektive Wahrheit« liegt meinem Modell zugrunde. Ich verdanke ihr mein Leben. Ohne die heilende Wirkung des Chi wäre mir ein Weiterleben in diesem Körper unmöglich geworden. Danke.

Aus Licht bist du geboren,
zum Licht kehrst du zurück,
zum Höchsten auserkoren,
dem tiefsten Erdenglück.

So neige dich dem Bösen
mit ganzer Seele hin
und hinter seinem Tösen
spricht das Licht: Ich bin!

ERSTER TEIL

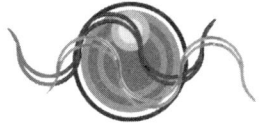

– Die Grundlagen –

»Sehen, dass ich nichts bin, ist Weisheit;
sehen, dass ich alles bin, ist Liebe.«

Sri Nisargadatta Maharaj

Das Doppelspaltexperiment

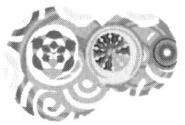

Der Doppelspaltversuch offenbart alle wesentlichen Fragen der modernen Physik, für die sie bislang keine Antwort gefunden hat. Gemessen an dieser Bedeutung ist sein Aufbau denkbar simpel: Eine Lichtquelle schießt Photonen auf einen gegenüberliegenden Detektor, dessen Oberfläche das Auftreffen jedes einzelnen Photons misst. Über die Zeit bilden die abgefeuerten Lichtquanten in ihrer Summe einen Lichtkreis an der Wand.

Das Doppelspaltexperiment beginnt, sobald wir einen Schirm mit zwei Spalten zwischen die Lichtquelle und den Detektor schieben. Entgegen der Erwartung, hinter dem Schirm würden sich zwei gleichförmige Balken aus Licht zeigen, finden wir stattdessen fünf solcher Balken in unterschiedlicher Breite: einen dicken in der Mitte und jeweils zwei abnehmend schmalere Balken links und rechts davon. Stellen wir diese Verteilung grafisch dar, entsteht ein Interferenzmuster, das einer Welle ähnelt. Diese wellenförmige Verteilung der Lichtteilchen auf dem Detektor legte den Physikern nahe, die Natur des Lichtes mit einer Welle zu erklären. [Farbabbildung 1]

Mit einer Welle ist im Bereich der Quantenphysik allerdings keine Welle im körperlichen Sinne gemeint – wie eine Wasserwelle –, vielmehr eine »Wolke der Wahrscheinlichkeit«. Die Balken, die das Licht auf der Detektoroberfläche hinterlässt, entstehen durch Interferenz. Die konzentrischen Wellen des Lichtes überlagern einander konstruktiv (verstärkend) oder destruktiv (vernichtend) und bilden das sichtbare Interferenzmuster aus dunklen und hellen Streifen. Ein Photon bewegt sich, während es fliegt, in einer Wolke der Wahrscheinlichkeit, innerhalb der sein Aufenthaltsort so unbestimmt ist, dass niemand weiß, durch welche der beiden Spalte des Schirmes es geflogen ist – oder ob nicht sogar durch beide zugleich. Dieses Phänomen, dass ein Lichtteilchen in seiner Wahrscheinlichkeitswolke durch beide Spalte gleichzeitig fliegen kann, wird in der Physik als »Superposition« bezeichnet. Die Wellenfunktion beschreibt sämtliche Zustände des Systems. Vor einer Messung überlagern sich all diese Zustände und enthalten so alle möglichen Messergebnisse zugleich. Das Ergebnis der Messung ist nicht vorhersehbar. Lediglich die Wahrscheinlichkeit für ein bestimmtes Ergebnis können wir angeben.

Aus seiner Superposition heraus nimmt das Teilchen rein potenziell einen Weg. Wärst du dieses Teilchen, würdest du ganz gemütlich zu Hause im Sessel überlegen, welche Route du zu deinen Verwandten nehmen sollst, um einer Geschwindigkeitskontrolle zu entgehen. Und während du alle möglichen Routen in deiner Fantasie durchspielst, misst ein Polizist deine Geschwindigkeit. Plötzlich sitzt du wirklich in deinem Auto und hast exakt die Route genommen, auf der dich der Polizist erwischt hat. Eine Version deines Traumes ist durch die Messung Wirklichkeit geworden!

Wissenschaftlich formuliert, existiert das Teilchen in Überlagerung mehrere Zustände, bis es gemessen wird. Erst im statistischen Mittel – bildhaft geworden im Interferenzmuster an der Wand – sortieren sich die Lichtquanten nach den Gesetzen der Wahrscheinlichkeit. Sie verhalten sich also wie Teenager, die unbeobachtet tun, wonach ihnen der Kopf steht, aber sobald ihre Eltern sie beobachten, ordentlich erscheinen.

Die Frage, die unsere Wissenschaftler umtreibt, ist die gleiche, die besorgte Eltern wach hält: Sind unsere Teilchen auch dann ordentlich, wenn wir sie nicht beobachten? Genau das wollen wir herausfinden.

Dazu installieren wir im Versuchsaufbau weitere Messgeräte und überprüfen, durch welchen der beiden Spalte die Photonen fliegen. Die doppelte Messung verkleinert die Wahrscheinlichkeitswolke des Teilchens. Es kann nicht länger durch beide Spalte gleichzeitig fliegen und muss seine »Wahl« verraten. Wir sehen exakt, wann das Photon durch welchen der beiden Spalte fliegt. Der unscharfe Aufenthaltsort des Photons ist scharf geworden.

Aber was sehen wir an der Wand? Mit dieser doppelten Messung der Teilchen hat sich ihr Lichtbild verändert. Es gleicht nun dem, das wir von Anfang an erwartet haben: zwei gleich große Balken aus Licht an der Wand. Was hat das zu bedeuten?

Die Bestimmung des Ortes durch die Messung hat die Wahrscheinlichkeit der Lichtverteilung verändert. Die »Teenager-Teilchen« haben sich so lange ordentlich verhalten, wie sie beobachtet wurden. Dieses Mal erfolgte die Beobachtung oft genug, um ihr Erscheinungsbild zu verändern. Auch ohne sie unbemerkt beobachten zu können, wissen wir also, dass sie sich anders verhalten, werden sie beobachtet. Sonst hätte sich ihr Erscheinungsbild nicht verändert.

Für die Wissenschaftler bricht damit ein Weltbild zusammen. Die Ergebnisse des Doppelspaltexperimentes bedeuten nicht weniger als das: *Unsere Beobachtung hat Einfluss auf die physikalische Realität.* Wir »verdinglichen« einen potenziellen Zustand der Welt durch unsere Beobachtung. Indem wir hinschauen, wird potenzielle Ordnung real.

Seither wurde von den Physikern geklärt, dass dieses Verhalten der kleinsten Teilchen nicht nur für die Welt des Lichtes gilt, sondern für die ganze Welt der Teilchen. Auch Materie zeigt eine Wellennatur. Diese Annahme wurde überprüft, indem Materieteilchen den gleichen Versuchsaufbau durchliefen wie das Licht. Es zeigte sich stets das gleiche Bild. Unbeobachtet befindet sich alles im Universum in Superposition. Materie ist frei, solange sie nicht beobachtet wird. Auf den Punkt gebracht: *Unbeobachtet befindet sich das gesamte Universum im Zustand reiner Potenzialität.*

Wir wissen jetzt also, dass Ordnung ein potenzieller Zustand ist, den unsere Beobachtung verursacht. Was wäre, wenn wir jetzt noch beweisen könnten, dass Raum und Zeit zu dieser potenziellen Ordnung gehören und ebenfalls von unserer Beobachtung abhängen?

Der Versuchsaufbau bleibt der gleiche. Wir haben eine Lichtquelle, einen Schirm mit zwei Spalten sowie zwei Messgeräten, die anzeigen, durch welchen der beiden Schlitze die einzelnen Teilchen fliegen. So gemessen, zeigt sich das Bild von zwei Lichtbalken am Detektor. Neu hinzu kommt ein Quantenradierer, der die Information des Ortes aus der Messung löscht, bevor wir sie bekommen haben. Der Aufenthaltsort der Teilchen wird gemessen und damit eindeutig bestimmt. Die Information dieser Messung wird jedoch gelöscht, bevor wir sie betrachtet haben.

Wie verändert das die Form des Lichtes? Wir sehen fünf Lichtbalken an der Wand, einen dicken in der Mitte und jeweils zwei abnehmend schmalere Balken links und rechts davon. Als wäre nie etwas geschehen.

Die nachträgliche Vernichtung einer Information hat eine Veränderung der Wirklichkeit rückgängig gemacht. Die Auswirkung dieser Löschung einer gewonnenen Information ist nicht lokal begrenzt, sondern wirkt sich auf das gesamte System aus. Dieser Versuch demonstriert anschaulich, dass Zeit und Raum in der Welt der Information nicht lokal sind. Vielmehr konkretisieren sich diese Größen durch ihre Beobachtung. Auch Zeit und Raum verhalten sich wie wilde Teenager, die nur brav sind, wenn wir ihnen zusehen.

In den Alltag übertragen, ist dieses Verhalten der Teilchen in etwa so paradox wie eine Tätowierung, die erst dauerhaft in der Haut verbleibt, wenn sie jemand betrachtet. Sollte niemand die Tätowierung sehen, kannst du sie jederzeit – auch noch Jahre später – spurlos verschwinden lassen. Ich könnte demnach von »potenzieller Raumzeit« sprechen.

Darüber hinaus demonstriert der Quantenradierer, dass der Informationswert der Dinge über dem Formwert der Dinge steht. Der Gewinn oder Verlust einer Information kann die Form eines Objektes verändern.

Noch einmal: Ohne die Messung der Teilchen befinden sie sich in einem Zustand potenzieller Ordnung. Diese Ordnung ist so lange nicht real, bis sie jemand betrachtet oder misst. Dass dieses Verhalten der Atome von unserer Alltagserfahrung fundamental abweicht, liegt daran, dass sich die Teilchen in der makroskopischen Welt pausenlos berühren, was einer unentwegten Messung entspricht. Was wir als physikalische Wirklichkeit kennen, definiert sich erst durch die Interaktion mit sich selbst. Mithin ist es unmöglich, von einer Wirklichkeit zu sprechen, die nicht beobachtet würde. Das Universum schließt damit einen Kreis, rekursiv wie ein sich selbst betrachtendes Auge:

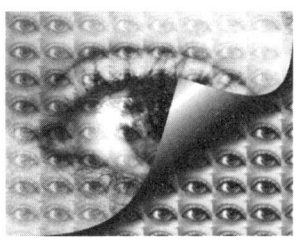

Nur Bilder von Augen, die betrachtet werden,
sind sichtbar.
Augen, von denen es keine Bilder gibt,
sind unsichtbar.
Die Betrachtung eines Auges und das Bild eines Auges
sind identisch.
Bilder von Augen müssen sich selbst betrachten,
um sichtbar zu sein.

Das Doppelspaltexperiment besitzt für mich einen besonderen Wert. Es erbringt den physikalischen Beweis, dass Raum, Zeit und Materie keine festen Größen sind. Mithin bietet es eine erste Erklärung, wie übersinnliche Fähigkeiten, Telepathie, Präkognition, Telekinese und Wunderheilung Realität besitzen können. Das Universum ist gleichsam flüssig und der Geist schwimmt darin. Und der Geist ist es, der diese fließende Wirklichkeit verfestigt.

Darüber hinaus harmoniert die Darstellung des Doppelspaltexperimentes mit meiner Erfahrung als Heiler. Findet eine Beobachtung ohne Beobachter statt, lösen sich die starren Muster auf. Ein festgefrorener Zustand wird wieder »flüssig«. Krankheit ist ein möglicher Zustand von vielen. Beschwerden entstehen häufig aus der körperlichen Steifheit, einer psychischen Fixierung, die sich im Körper festgesetzt hat. Die Heilung geschieht, wenn diese Verhärtungen schmelzen und sich die Seele wieder bewegen kann.

Der Körper ist der Austragungsort für seelische Konflikte. Diese Konflikte vermitteln sich mir über das Chi, sowohl durch das, was ich fühle, als auch durch das, was ich sehe. Berühre ich diese Konflikte im Energiefeld des Klienten, verwandeln sie sich. Es ist, als würde der Körper seinen Aggregatzustand wechseln. Das Eis der festgefrorenen Realität beginnt zu leuchten und schmilzt. Die Aura tritt deutlicher hervor und der eben noch verhärtete Zustand eines Klienten überlagert sich plötzlich mit all seinen anderen Zuständen. Das Bild eines gesunden Körpers in meinem Geist setzt jetzt den Fluss der Energie in diese Richtung in Gang.

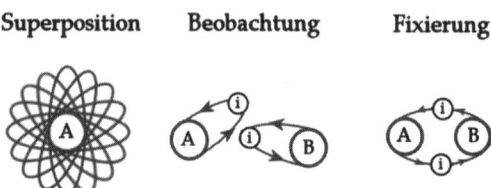

Superposition   **Beobachtung**   **Fixierung**

[A] entspricht einem Zustand [B] der Beobachtung, [i] ist die Information. Das Doppelspaltexperiment zeigt, dass unsere Beobachtung Teil der beobachtbaren Realität wird. Wie etwas beobachtet wird, hat Auswirkungen darauf, wie es sich zeigt.

Das Holoversum

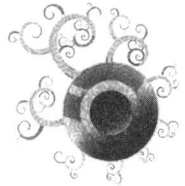

Alle Teilchen des Universum befinden sich unbeobachtet in einer Sphäre unbegrenzter Möglichkeiten. Auf den folgenden Seiten werde ich begründen, wieso diese Superposition der Teilchen auf ein holografisch geformtes Universum hindeutet: das Holoversum.

Zuerst eine kurze Wiederholung: Das Doppelspaltexperiment offenbart eine Ebene unserer Realität, die unberührt von Raum und Zeit existiert. Informationen können auf dieser Ebene das gesamte System verändern, sofern die Beobachtung eine Möglichkeit nicht fixierte. Wäre der Alltag so paradox wie die Welt der Quanten, könnte ich mir die Haare rot färben, und diese wären so lange weder rot noch blond, bis jemand die neue Haarpracht bestaunt. Jemand begeht einen Mord, aber solange niemand die Leiche sieht, könnte der potenziell Tote jederzeit wiederauferstehen.

In einer Welt, in der ungeschehene Morde passieren oder rot gefärbte Haare immer noch dunkelblond sind, lernen wir, dass Informationen Rückkopplungen gleichen. Diese rekursiven Schleifen fixieren einen Zustand, der sich sonst jederzeit ändern könnte. Wie in dem Spiel »Ich packe meinen Koffer« darf nur etwas hinzugefügt werden, wenn das Vorherige korrekt aufgezählt wurde. So bleibt die Chronologie der Welt erhalten. Andernfalls könnte sich die Farbe meiner Haare jederzeit ändern und tote Menschen würden wieder auf der Bildfläche erscheinen.

Wie wir erfahren haben, ist der kernlose Kern der Dinge ein magischer Punkt, die Superposition. Alle Zustände des Teilchens sind hier gleichzeitig vorhanden. Innerhalb des physikalischen Systems sind die Teilchen dennoch nicht frei. Sie verhalten sich so, wie es der bislang erzählten »Geschichte« entspricht.

Die Frage, die sich hier stellt, ist: Wenn Raum und Zeit nicht faktisch existieren und alle Zustände nur potenziell, wie entsteht aus diesem zeitlosen Urpunkt eine vierdimensionale Welt? Und woher stammen die Informationsschleifen, die den Gang der Welt bestimmen? Wer schüttelt aus der Null eine unendliche Abfolge von Zahlen, Winkeln und Geschichten? Kurz: Wieso erscheint unsere Welt dinghaft, wenn sie es in Wahrheit nicht ist?

Denken wir noch einmal an das Beispiel zurück, in dem du rein theoretisch eine Route in deinem Kopf planst, doch plötzlich stehst du vor der Polizei, die du umgehen wolltest. Was würdest du denken, wenn dir so etwas passieren würde? Wahrscheinlich: »Wahnsinn, ich habe geträumt, in meinem Sessel zu sitzen, und bin in Wahrheit die ganze Zeit im Auto gefahren!« Oder: »Wow, das muss ein Traum sein und ich sitze noch immer in meinem Sessel zu Hause.«

Wenn Träume Wirklichkeit werden könnten, wäre das eine Erklärung für die Beschaffenheit der Welt. Nun ist das keine wissenschaftliche Erklärung. Einstein würde ausrufen: »Quanten träumen nicht!«, und Nils Bohr würde ihm antworten: »Ach, Einstein, hör auf, den Quanten vorzuschreiben, was sie zu tun oder zu lassen haben!«

Nein, unsere vierdimensionale Welt ist kein Traum, aber die Grenze zwischen Energie und Information ist aufgehoben. Wir brauchen ein Modell, das beide Größen umfasst. Einsteins Beharren auf einem autonomen Zustand der Teilchen ist aus Sicht der modernen Physik nicht länger haltbar. Ein Teilchen ist als reine Information beschreibbar, sogar räumlich übertragbar. Ein Verfahren, das als »Quantenteleportation« bekannt wurde.

Wie könnte ein Weltmodell aussehen, das diese Erkenntnis berücksichtigt?

Die mathematische Version eines Traumes heißt »Projektion«. In der Mathematik ist eine Projektion eine mit sich selbst verknüpfte Abbildung des Raumes in sich selbst. Ein einzelner

Punkt kann – wie das Licht einer Diskokugel – durch Projektion an beliebig viele Punkte im Raum gelenkt werden. Dank der Projektion ist ein ganzes Haus in einem zweidimensionalen Grundriss enthalten. Stellen wir uns vor, wir wären in der Zukunft und Baupläne wären holografisch. In der Zukunft rollen wir eine flache Folie auf dem Planungstisch aus, und Simsalabim erstrahlt das Haus samt den Eigentümern vor uns. Miniaturbewohner können sich in ihrem aus Licht gesponnenen Heim bewegen, die Küche und das Badezimmer ausprobieren. Es wäre denkbar, dass die kleinen Bewohner des Hauses selbst wieder holografische Baupläne zeichnen, um darin noch viel kleinere Bewohner eines holografischen Hauses zu betrachten. Der Geschichte und der Fantasie sind keine Grenzen gesetzt.

Was ich zeigen möchte, ist: Elemente der zweiten Dimension können durch Projektionen Objekte der vierten Dimension werden. Übertragen wir diesen simplen Mechanismus auf unsere physikalische Welt, können wir das verwirrende Ereignis der Realität gewordenen Traumfahrt im Auto erklären. In einer Welt der Projektion ist alles Projektion. Unser Tagtraum der Autoroute wäre ein Hologramm innerhalb eines Hologramms. Baut in einem holografischen Haus ein kleiner Architekt ein noch kleineres Haus, gehört diese Möglichkeit zum Bauplan des ersten Hauses. Genau wie fiktive Geschichten in unserer Welt zur realen Geschichte der Welt gehören.

Diese »Geschichten in der Geschichte« sind mehr als intellektuelle Spielereien. Offensichtlich existiert eine Ebene der Realität, in der Wahrscheinlichkeit – besagte Potenzialität – greifbare Gestalt annehmen kann. Diese Ebene projiziert rekursive Schleifen, die wir auf unserer Ebene der Realität als »Information« bezeichnen. Bevor wir sehen, wie ein rekursives Universum funktioniert, das ich »Holoversum« nenne, sollten wir verstehen, wie ein Hologramm funktioniert.

Ein Hologramm ist ein dreidimensionales Lichtbild, das in den abstrakten Wellenmustern einer Fotoplatte codiert ist. Ein Laserstrahl wird geteilt, wobei der eine Strahl vom Objekt reflektiert wird und der andere direkt auf die Fotoplatte trifft. Die getrennten Laserstrahlen vereinigen sich wieder. Das so entstehende Wellenmuster auf der Fotoplatte hat für das bloße Auge keine Ähnlichkeit mit dem ursprünglichen Objekt. Trifft Licht auf dieses Wellenmuster, zeigt sich das abgelichtete Objekt dreidimensional im Raum.

Wird die wellenartig gemusterte Fotoplatte zerbrochen, bleibt die Illusion der Dreidimensionalität erhalten, wird jedoch umso verschwommener, je kleiner die Bruchstücke der Fotoplatte werden. Je kleiner die Bruchstücke eines Hologramms sind, desto unschärfer wird das Bild, das sie zeigen. Die Illusion der Dreidimensionalität sinkt zurück und die Wellenmuster des Bildträgers treten hervor. Genau wie wir es in den subatomaren Räumen der Quanten beobachten können. Nicht umsonst spricht die Quantenphysik von der »Unschärfe‹ der Teilchen«. Je kleiner die Ausschnitte des Weltraumes werden, desto stärker tritt die Illusion der Vierdimensionalität zurück und die Wellenmuster des Bewusstseins treten hervor. [Farbabbildung 2]

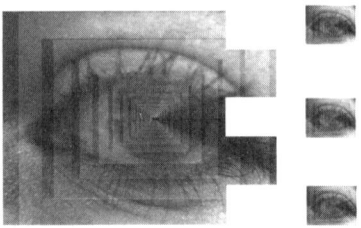

Zerteilen wir ein Hologramm, bekommen wir kleinere Bilder des Ganzen.

Der Physiker David Bohm gilt als Begründer des holografischen Weltkonzeptes. Ihm fiel auf, dass er die Quantenwelt erläutern konnte, sobald er die Organisation des Universums als holografisch betrachtete. Materie und ihre Formen wurden für Bohm die »explizite Ordnung«, die aus einem wissenschaftlich schwer zugänglichen Reich der Möglichkeiten entstand, der »impliziten

Ordnung«. Zerlegen wir ein holografisches Bild, erhalten wir nicht dessen einzelne Teile, sondern immer kleinere Teile, die das ganze Bild enthalten. Die kleinste Einheit im Universum enthält laut Bohm das Ganze.

Auch der Neurophysiologe Karl Pribram stieß auf ein holografisches Modell, als er darüber rätselte, wie und wo Erinnerungen in unserem Gehirn gespeichert werden könnten. Seine Studien mit Ratten legten nahe, dass sie ihre Erinnerungen nicht begrenzt an einem Ort bewahrten, sondern über ihr gesamtes Gehirn verteilt. Erinnerungen würden demnach nicht in Neuronengruppen gespeichert, sondern wären in holografischen Wellenmustern codiert. Seinem Verständnis nach ermöglicht nur diese Form der Speicherung die Bewahrung so vieler Daten auf so engem Raum.

Wie gesagt: Der Gewinn oder Verlust einer Information kann die Form eines Objektes verändern. Wie jeder weiß, kann der Informationsträger eines Körper (die DNA) die Form des Körpers verändern. Und wie wir neuerdings wissen, kann das menschliche Bewusstsein auf diesen Informationsträger einwirken. Die Frage ist: Wie werden diese Informationen übertragen?

Pribrams Forschung gibt eine mögliche Antwort darauf: Bewusstsein und Körper teilen sich einen holografischen Informationskörper. Seit Jahrtausenden gibt es Namen für diesen okkulten Körper. Es ist das »Meridiansystem« der Chinesen und der »Astralleib« der Inder. Die energetische Architektur des Holoversum würde es diesem Energiekörper ermöglichen, zugleich hier und dort zu sein, in Null-Zeit und Null-Raum. Seine Architektur enthielte und verteilte die Informationen, die das Bewusstsein zur Aufrechterhaltung der Körperfunktionen benötigt.

Paul Pietsch versuchte, diesen holografischen Schabernack zu widerlegen. Dazu entfernte er die Gehirne von Salamandern, zerschnitt und verödete sie, um ihnen das so zerstörte Gewebe wieder einzupflanzen. Sollte das holografische Körpermodell stimmen, müssten sich die Tiere erholen, da die Reorganisation ihres Organismus nicht vom zentralen Nervensystem gesteuert würde.

Wider seiner Erwartung geschah genau dies. Kurz nachdem Pietsch den Salamandern die zerstörten Gehirne wieder eingesetzt hatte, zeigten die Tiere ein arttypisches Verhalten. Damit belegte Pietsch – ohne es zu wollen –, dass eine wissenschaftlich unbekannte Form von »Blaupause« das Gehirn und seine Bewusstseinsfunktionen hervorbringt. Dieser »unsichtbare Bauplan« reparierte offensichtlich die zerstörten Gehirne der Salamander.

Wäre die Organisation dieses Bauplans holografisch, würde das zumindest die Speicherung von so viel Information auf so wenig Raum erklären. Das holografische Weltmodell ermöglicht unter anderem die Restrukturierung zerstörter Formen über die Information. Dabei würde das Holoversum zwangsläufig wiederkehrenden Mustern folgen, die seine »implizite Ordnung« offenbaren. Wer die Formkräfte der Natur kennt, weiß, dass wir überall solche wiederkehrenden Muster finden.

Die Fälle häufen sich, die der klassischen Bewusstseinsforschung Rätsel aufgeben. Die Telekinese wird seit 1950 wissenschaftlich überprüft und gilt als erwiesen. Das genetische Erbgut von uns Menschen reagiert sensibel auf unsere Gefühle – sogar räumlich von den Körpern der Spender entfernt. Und wer immer noch glaubt, Bewusstseinsprozesse wären ausschließlich auf das Gehirn und seine elektrochemischen Signale begrenzt, wird keine Erklärung finden für die Nahtoderfahrungen jener Menschen, deren Gehirnströme vollständig zum Erliegen kamen. Die Patienten waren nicht »nur« tot, sie waren hirntot. Der klassischen Lehrmeinung gemäß wären sie zu keinerlei Erfahrung und Empfindungen fähig gewesen.

Im Holoversum ist die Getrenntheit der Teilchen eine Illusion und jedes Ereignis ist mit allen anderen verknüpft. Vergangenheit, Gegenwart und Zukunft existieren gleichzeitig und jede denkbare Welt ist an jedem Ort dieser Welt vorzufinden. Alles was lebt, ist Sender und Empfänger der Wellenmuster innerhalb des Holoversums, wobei allein das Spektrum der eigenen Frequenzen darüber entscheidet, welche Informationen wir senden und empfangen. (Dazu später mehr.)

Die chronologische, lineare Abfolge der Dinge, die wir als Menschen erleben, ist eine Illusion und beruht auf der starren Betrachtung der vierten Dimension. So etwas wie ein singuläres oder lokales Ereignis existiert im Holoversum nicht. Seine Inhalte sind grenzenlos und zugleich miteinander verbunden. Das Holoversum ist ein Ausdruck reinen Potenzials, worin auch das menschliche Bewusstsein weder singulär noch lokal ist. Auf den tieferen Ebenen sind wir grenzenlos verbunden und auf den höheren individuell miteinander verknüpft. Bewusstsein und Weltall sind ein und dasselbe, untrennbar voneinander durchdrungen.

Mit der holografischen Architektur unseres Bewusstseins werden uns faszinierende Möglichkeiten geboten. Menschen, Tiere, Pflanzen – vom größten bis zum kleinsten Teil sind wir alle das ganze Holoversum. In diesem Holoversum ist nicht nur alles eins, alles ist zugleich an jedem Ort. Unser individuelles Bewusstsein kann an mehreren Orten und in verschiedenen Zeiten sein und unsere Zukunft hat gleichermaßen wie unsere Vergangenheit Einfluss auf die Gegenwart.

Mithin existieren keine singulären Ereignisse. *Alles geschieht jetzt,* parallel, aufeinander abgestimmt und synchron zur impliziten Ordnung.

Dies ist die Buddha-Natur aller Dinge. Es ist das Potenzial, alles zu sein, zu erleben und zu sehen, was es gibt. Dieses Potenzial ist der Kern und die Hülle, der Inhalt und der Ausdruck des Holoversums und damit von uns selbst. Bestünde das Universum aus Aberbilliarden winziger Kristallkugeln, wäre jede Bewegung, jeder Funke unendlich oft in ihnen gespiegelt, gebrochen und enthalten. Das Kristall der Aberbilliarden Kugeln selbst bliebe jedoch seiner »Kristallnatur« nach klar und rein, egal welche Formen und Bilder es im Augenblick spiegeln würde.

Verschmilzt ein Mensch mit dieser Kristallnatur, kann er die Formen und Bilder der Welt in sich enthalten, ohne emotional davon berührt zu sein. Er ist Teil von allem geworden. Farben und Formen, mit denen er sich zuvor identifizierte, die er gesucht oder gemieden hat, sind für ihn transparent geworden. Wer sich diesen Zustand wünscht, sollte erhören, was ihm zusetzt. Impulse eines Schmerzes sind keine Illusion. Die Illusion besteht in der empfundenen Trennung zwischen mir als jemand, der den Schmerz fühlt, und mir als jemand, der den Schmerzreiz erzeugt. Es gibt keine Trennung, die nicht künstlich erschaffen wäre. Sobald ich erkenne, dass ich das Leid selbst erzeuge – wie Licht, das in die Aberbilliarden Kristalle fällt –, kann ich es herunterdimmen. Ich bin der Schmerz, dem ich entkommen will. Aber ich bin auch die Liebe und die Freude, die ich ein Leben lang suche. Sie sind untrennbare Teile meines Potenzials, alles zu sein, was existiert.

Auf diesem Weg erkenne ich, dass alles selbstlos ist. Nichts in der Welt besitzt einen »Kern«, der ihm allein gehören würde, niemand besitzt eine unabhängige Identität. Was mir zuvor unendlich schwergefallen sein mag, nämlich auf die Durchsetzung meines Willens zu verzichten, wird der beschwingteste Weg, meinen Frieden zu bekommen. Durchlässig für alle Farben und Formen, lenkt die Buddha-Natur alles zu mir, was ich mir wünsche. In der Selbstlosigkeit liegt ein logischer Nutzen. Im Verzicht auf mich selbst liegt ein messbarer Gewinn.

Ich schuf den Schmerz, weil ich es konnte.

Jetzt erzeuge ich Frieden, weil ich es kann.

Erfahrung des Chi
– Eine Selbstheilung –

In der Grundhaltung stehe ich da, die Beine schulterbreit auseinander, die Knie leicht eingedrückt, die Schultern etwas nach vorne gebeugt. Es dauert nicht lange und in der bogenförmigen Haltung durchschießt »etwas« meinen Körper wie ein Pfeil.

Je weiter ich meinen Geist lockere, desto hölzerner hängt

mein Körper da, wie eine Marionette in unsichtbaren Fäden verheddert. Das ist mein authentischer Zustand, ohne jede Frage. Denn jede dieser seltsamen Verrenkungen ergibt im Hinblick auf mein Leben Sinn.

Statt fest auf dem Boden, stehe ich vorgebeugt, schwanke dem Umkippen nahe und bloß auf den Fußballen stehend, wobei ich wie wild die Zehen spreize. Den Rücken verdreht, das Becken in die eine, den Torso in die andere Richtung gewendet, hängt mein Kopf schlapp, aber schmerzhaft herunter. So stehe ich da.

Kein Wunder, dass ich jeden Morgen mit Depressionen erwache, wenn dies die »innere Haltung« ist, die meinen emotionalen Zustand pantomimisch ausdrückt. Wo das Chi zu schwach ist, muss ich mit Muskelkraft ausgleichen. So fühlt sich also mein Unterbewusstsein. Schrecklich.

Ich habe keine Ahnung, was ich tun soll. Völlig verzweifelt in dieser verdrehten Haltung schließe ich meine Augen und meditiere.

Das weiße Licht erglimmt und bewegt sich über mir. Eine weiße Wolke entfließt diesem Tor aus Licht wie ein stromlinienförmiges Wesen, taucht spiralförmig um meinen Körper herum und drückt mit sanfter Gewalt meine Kniekehlen zurecht, stellt meine Füße zurück auf den Boden und fügt die Zehen wieder zusammen. Die Wolke erlöst meinen Rücken, indem sie die schmerzenden Lücken mit weißem Licht füllt. Sie beult meinen verdrehten Körper, routiniert wie ein alter Mechaniker. Dazu dringt sie tief in die Organe und Muskeln ein und bewegt meine Gliedmaßen mit einer Selbstverständlichkeit, die mich erschreckt. Je tiefer die Wolke in meinen Körper dringt und je länger sie dort pocht – beinahe hämmert und schraubt –, desto stärker ist der sich ins Fleisch krallende Schmerz, den sie erlöst.

Mir knicken die Beine weg. Ich weine wie ein kleines Kind, lache, sinke in mich zusammen und schnelle sogleich hoch, wie von Fäden gezogen. »Es« bewegt mich, breitet die Arme in mir aus und von den Fingerkuppen strömen winzige Impulse entlang unsichtbaren Bahnen, die meinen gesamten Körper in einem bunten Netz durchziehen. Jeder dieser Bahnen schillert in seiner eigenen Farbe und Frequenz. Es ist, als betrachte ich mich selbst zum allerersten Mal. »Ich bin aus Gefühlen gebaut«, denke ich, während mich Gefühle reparieren.

Gelb, grün und rot flitzen die Impulse wie Gefühlsinformationen eines metaphysischen Internets, dessen Glasfaserkabel ich selbst durch die Kleidung hindurch sehe. »Wie ist das möglich?« Ob möglich oder nicht: Es findet ein Download statt. Dort wo die Impulse nur schwach oder schmerzhaft meinen Körper passieren, bewegen sich dunkle Quallen wie Algen unter Wasser. Die hellgrünen Impulse dringen in die dunklen Schatten ein und tragen sie ab, wobei sie selbst dunkler werden. Aberhundert dieser hellen Impulse fließen von meinen Fingerkuppen in die Arme, durch die Blockaden, um den abgetragenen Schmerz in meinem Herzchakra abzuladen. Erst jetzt spüre ich, was die Schmerzen bedeuten. Wie eine konfuse Erinnerung durchzucken mich Bilder, Wortfetzen, abstrahlende Schmerzen. Nicht auf einmal, sondern in vielen kleinen Etappen und Puzzlestücken, die ein Gefühl verbindet: der Schmerz fehlender Liebe.

Als etwa die Hälfte der Blockade abgetragen ist, rutscht ihr verbliebener Rest vollständig in mein Chakra. Liebe verbrennt den Kummer und löst ihn vollständig auf. Die helle Energiewolke verliert keine Zeit, tritt spürbar aus meinem Körper heraus, steigt auf und entschwindet.

Holonium

– Das Chi –

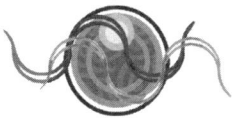

Ein Hologramm benötigt eine Lichtquelle, um sichtbar zu sein. Trifft Licht auf die Wellenmuster des holografischen Bildträgers, leuchtet die Lichtskulptur auf. Je mehr Licht, desto klarer. Ein Holoversum benötigt ebenfalls eine Energiequelle, damit seine Form in Raum und Zeit erscheint. Dieser metaphysische Glanz, der unser Universum füllt, ist eine Energie, deren gefühltes Vorhandensein uns Menschen seit mindestens 7000 Jahren bekannt ist: Es ist die Lebensenergie, das Prana, Pneuma oder kurz: Chi. Mein Namensvorschlag für die Energie des Lebens lautet »Holonium«, aufgrund seiner holografischen Qualität.

Als Verbeugung vor dem Osten, der die Lehre über das Wesen des Chi in den letzten 2000 Jahren mehr als jede andere Kultur weiterentwickelte, möchte ich indes den Ausdruck »Chi« verwenden. [Farbabbildung 3]

Ein Hologramm wird mitunter »Lichtskulptur« genannt. Unsere Welt können wir folglich als »Chi-Skulptur« bezeichnen. Alles woraus ein Hologramm besteht, ist Licht, gleichwohl das anders erscheinen mag. Alles woraus unsere Welt besteht, ist Potenzial, obgleich das anders erscheinen mag.

Wir können Energie als Informationsträger beschreiben. Die Lebensenergie wäre damit der Informationsträger von Bewusstsein. Chi ist die Bewusstseinsenergie, die das gesamte Universum füllt. Im Chi sind die Eigenschaften von Bewusstsein, Energie und Information in einer Form verschmolzen. Es ist die Ur-Energie, die als Information enthält, was sie als Form erschafft. Mit dieser Formkraft knetet das Absolute Bewusstsein die Gefäße, in denen es sich entfaltet. Während ein Elektron die Information von Polarität, Drehimpuls und elektromagnetischer Kraft verbreitet, verteilt das einzelne Chi-Teilchen jede beliebige Information codiert in Polarität, Frequenz und psychokinetischer Kraft.

Ein altes Beispiel, wie sich Bewusstsein und Chi zueinander verhalten, stammt von den mongolischen Reiterstämmen. Chi und Geist sind wie ein blindes Pferd und ein gelähmter Reiter, heißt es. Der Geist reitet auf dem Chi und das Chi trägt den Geist, wohin er will. Ein guter Reiter kann ein störrisches Pferd zähmen und ein gutes Pferd einen nervösen Reiter beruhigen.

Erweitere ich meine Wahrnehmung so weit wie möglich, sehe ich das Chi innerhalb und außerhalb der »Sobjekte« kreisen. Von »Objekten« dürfte ich im Grunde gar nicht mehr sprechen, denn spätestens mit dem Chi als Träger des Geistes erhalten die »Objekte« subjektives Bewusstsein. Mir scheint, das Chi bringt die Form der Dinge hervor, indem es sich entlang dieser Form bewegt. Ich sagte, dass Information – also das Formgebende – einer rekursiven Schleife gleiche. In diesen Schleifen fließt das Chi. Es kommt aus dem Reich des Absoluten Bewusstseins und dringt dorthin wieder zurück. Derart bilden Bewusstsein und Materie ein Wechselspiel zweier wesensverschiedener Realitäten, die über das Chi miteinander verbunden sind. Das Bewusstsein ist ewiger Wandel, nicht zu fassen, nicht zu beschreiben. Die Welt besteht hingegen aus Teilen und Formen, die erfasst und beschrieben werden können. Wie passt das zusammen?

Könnten wir unendlich klein in die Dinge hineinschauen, würden wir dort nichts anderes finden, als was uns bereits im Großen umgibt: Bewusstsein. Verfestigt sich das Bewusstsein in einem bestimmten Muster, entsteht Materie. Materie ist gleichsam »gefrorenes« Bewusstsein. Energie ist in gewisser Hinsicht »flüssiges« Bewusstsein. Über das Chi können sich eingefrorene Muster wieder verflüssigen. Mit Chi kann das Bewusstsein die Form der Materie verändern. Doch muss es sich anschließend auch dieser Form fügen, bis diese erneut verändert wird. Das Chi steht als Formgeber zwischen uns als Schöpfer und der Materie als Form. Die bunten Schnüre, Wolken und Felder, die es bildet, sind die Finger, mit denen wir uns selbst aus dem Lehm kneten.

Chi treibt die Schöpfung voran. Es ist in den Bewegungen der Galaxien und Planeten und bildet das energetische Skelett der Bäume, Pflanzen und Lebewesen. Das gesamte Universum gleicht einem Meridiansystem, dessen Miniaturausgabe jeder Organismus besitzt. Noch bevor die allererste lichtempfindliche Zelle eines Körpers die Sonne wahrnehmen konnte, hat das Bewusstsein Licht im aufglühenden Chi gesehen. Dass die energetische Matrix eines Organs besteht, *bevor* sich die Zellen dem Bauplan fügen, impliziert die Existenz erweiterter Organfunktionen, die vorläufig auf reinem Energieniveau existieren. Ihre Energiematrix wurde genetisch noch nicht in eine Eiweißmatrix umgesetzt. Der Dreifache Erwärmer gilt in der Chinesischen Medizin als ein solches Organ ohne stofflichen Bezug.

Chi ist für uns Menschen und für alle Wesen wie Wasser für die Fische. Wir schwimmen darin, ohne es zu bemerken. Es ist überall in uns und um uns herum, und darum blicken die meisten von uns einfach hindurch. Ich kann mir nicht vorstellen, dass jemand das Chi sieht, ohne dass dieser Anblick sein Welt- und Selbstbild erschüttert. Chi gleicht schillernd rauchendem Glas oder lebend-leuchtendem Rauch. Es ist sichtbar eine Energie, die nicht mehr unserer vierdimensionalen Realität angehört.

Chi ist kein Licht. Es kann weder fotografiert noch gefilmt oder im Spiegel betrachtet werden. Die Aura im eigenen Spiegelbild zu suchen, muss fruchtlos bleiben, ebenso wie die Versuche der Aurafotografie über elektromagnetische Felder. Als ich die Lebensenergie das erste Mal erblickte, war es für mich, als hätte ich den Abglanz Gottes geschaut – seinen Fingerabdruck um die Körper der Menschen und Dinge.

Egal in welcher Farbe und Form, Chi schwingt wie jedes andere Teilchen. Je präziser eine Person ihr Inneres auf diese Schwingungen einstellt, desto diffizilere Energieformen nimmt die Person wahr. Dazu versetzen wir das Schwingungsmuster in uns mit den Schwingungsmustern außerhalb unseres Körpers in Resonanz.

Wenn das Absolute Bewusstsein dem weißen Sonnenlicht entspräche, wäre Chi seine farbig aufgefächerten Aspekte. Es fluktuiert wie Milliarden winziger Glühwürmchen, die miteinander zu leuchten beginnen.

Wer ein Gefühl unterdrückt, der unterdrückt auch immer die ihm entsprechende Frequenz. Das »Radio der Seele« verrauscht, der Empfang ist nicht mehr klar, was sich früher oder später in einem körperlichen Symptom äußern kann. Wie aus der Bioenergetik bekannt, verursacht die gestaute Energie im Körper einen Stau der Körpersäfte. Ein Mensch kann mit seinem Chi prassen oder knausern, heilen oder kämpfen, es aufspannen wie einen Schirm, im Raum zerstreuen, es in Lanzen oder Tentakeln gegen andere richten oder in Nägeln und Klingen in sein eigenes Fleisch stecken. *Bewusstsein ist alles, was existiert, und alles, was darin existiert, besitzt Chi. Darum ist diese Energie so wichtig. Sie ist der Atem der Schöpfung, die Quelle des Lebens, und ihre Blockierung wird immer der einzige Grund sein, aus dem jemand leidet.*

Was ich im Folgenden als »Aura« bezeichne, ist reines, fluktuierendes Chi, das außerkörperlich mit dem innerkörperlichen Chi wechselwirkt. Der Mensch erscheint auf dieser Ebene als ein interaktives Hologramm. Sein Chi kreist innerhalb und außerhalb des physischen Körpers und bildet die wechselwirkenden Aurahüllen eines ätherischen Bewusstseins. Dieses ätherische Bewusstsein steht mit dem vegetativen Nervensystem in Verbindung. Das Chi konfiguriert sich synchron zu unserem Bewusstseinszustand, insbesondere mit dem Gefühlszustand. Innerhalb der dritten Auraschicht entsprechen seine Dichte und Frequenz den menschlichen Gefühlen. Unsere Gefühle regen das rauchförmige Chi zum Leuchten an.

Wer sich das nicht vorzustellen vermag, könnte einige Minuten darauf verwenden, sich seinen persönlichen Tod auszumalen. Visualisiere möglichst detailliert das Bild deines Todes. Wird dir eng ums Herz? Bekommst du kalte Hände oder Füße? Dann hat sogar dein Blut auf die reine Imagination reagiert. Wo selbst dein Blut auf die mentalen Vorgänge reagiert, kannst du dir vielleicht vorstellen, wie rasch deine Lebensenergie die Bewegungen deines Geistes umsetzt.

Die Dreifaltigkeit aus Körper, Geist und Seele wird im Chi ersichtlich. So wie jeder von uns einen individuellen Körper besitzt, obwohl dieser genetisch zu hundert Prozent einem anderen Körper entsprechen kann, so besitzt jeder von uns einen individuellen Energiekörper, obwohl die Energie für alle aus derselben Quelle stammt. Der Geist ist für mich das Ego eines Menschen, das aus dem Verständnis der Welt und dem Verständnis von sich selbst zusammenwächst. Dieser Geist »reitet« auf dem Chi, wie die Mongolen berichten. Ohne das Chi kommen wir nirgendwohin und das »blinde« Chi springt ohne uns über keinen noch so kleinen Stein. Blockiert das Chi zu stark, kann das einen guten Menschen verderben, aber ein guter Mensch sieht über die Hindernisse auf seinem Pfad hinweg.

Wo ein Körper wenig Chi aufweist, zeigt sein Besitzer wenig »psychische Kraft«. Die Person hat etwas aus ihrem Bewusstsein verdrängt. Dafür wurde der Fluss des Chi geschwächt, seine Dichte und Frequenz haben lokal abgenommen. Die Energie des Körpers zeigt jetzt eine Delle. Dieses Phänomen entspricht einer Blockade.

Richten wir unsere Aufmerksamkeit dennoch auf diese Stelle, sammelt sich dort das Chi. Die ordnende und heilende Wirkung des Bewusstseins setzt ein. Die Kreisläufe des Chi verstärken einander, ihre Dichte nimmt zu. Der Energiekörper zeigt jetzt eine Wölbung. Dieses Phänomen entspricht der Selbstheilung.

Was mich die fluktuierende Lebensenergie der Aura darüber hinaus lehrte: Tod und Wiedergeburt finden jeden Augenblick statt. Viele Male in der Sekunde stirbt der Mensch, der wir waren, und wird als der Mensch, der wir sind, wiedergeboren. Unsere Aura flimmert, wobei wir pausenlos zwischen dem Zustand des Seins und Nichtseins wechseln. Die Mischung aus Geist und Materie, die wir sind, besitzt keine feste Form, wir sind Fließende und können uns darum in jeder Sekunde neu entscheiden, was wir sind und wer wir sein wollen. Winzige Veränderungen zu Anfang können dabei große Veränderungen am Ende bewirken.

Ich fasse das bisher Gesagte noch einmal zusammen. In der subatomaren Welt der Quanten entscheidet die Art der Beobachtung mit über das, was beobachtet werden kann. Vergleichbar einem Blinden, der die Objekte seiner Umgebung sucht, indem er nach ihnen tritt und schlägt oder vorsichtig nach ihnen tastet. Finden wird er etwas, so oder so, aber der Zustand der Welt wird sich als verschieden erweisen.

Bewusstsein auf seine Grundform reduziert ist reines Potenzial. Dieses Potenzial enthält als eine seiner unendlichen Möglichkeiten Bewusstsein. Das Bewusstsein ist freilich eine Qualität, die allen anderen Qualitäten des Potenzials vorsteht: Es ist sich seiner selbst bewusst. Reines Potenzial und Absolutes Bewusstsein sind deshalb identisch, wobei das höchste (Schöpfungs-)Potenzial des Bewusstseins mit seiner abstraktesten Form koinzidiert. Jedes relative Bewusstsein, das aus dieser Verbindung hervorgeht, vermag immer noch ein gewisses Maß an Potenzial zu lenken. Chi ist dieses raum- und zeitlose Potenzial, die rhythmisch fluktuierende Möglichkeit, substanziell in der materiellen Welt zu wirken. Das einzelne Chi-Teilchen schwingt pausenlos zwischen dem Zustand des potenziellen Seins und potenziellen Nichtseins hin und her. Dabei bestimmt die Geschwindigkeit, in der es schwingt, die Farbe, in der es erscheint.

Zudem unterscheide ich zwischen Chi-Wolken und Chi-Feldern, die zwei unterschiedliche Erscheinungsformen ein und derselben Kraft sind. Die Chi-Felder sind stärker zeitlich orientiert (Yin), die Chi-Wolken sind stärker räumlich orientiert (Yang), sie bilden zusammen unter anderem die Aura des Menschen. Chi selbst ist raum- und zeitlos, folglich muss alles, was aus Chi entsteht oder mit ihm erzeugt wird, als Vorstellung lange genug aufrechterhalten werden, um sich räumlich und zeitlich zu formen.

Das klassische Modell der biologischen Selektion muss nicht ersetzt, aber ergänzt werden. Würfelte nach dem bisherigen Weltbild der Zufall die Gene und Mutationen neu zusammen, die sich als zweckdienlich erweisen oder nicht, lenkt in der Welt des Chi das Bewusstsein diesen »Zufall« in jene Kanäle, die seinen Leidensdruck mindern. Es ist anerkannter Stand der Forschung, dass unser Bewusstsein den Zufall verändern kann. Über eine wissenschaftlich unbekannte Form von raum- und zeitlosem Bewusstseinsfeld wirken die Gefühle der Menschen auf weltweit verteilte Zufallsgeneratoren ein. (Mehr dazu im Kapitel »Die Wahrnehmung erweitern«.)

Woher stammt die Energie für diese Krümmung der Wahrscheinlichkeit? Und warum sind einige Menschen im besonderen Maße dazu begabt, andere nicht? Meine Antwort darauf ist bekannt. Über das Chi sind wir alle miteinander verbunden, sowohl spezifisch als auch allgemein. [Seite 81, Abbildung 21]

In meiner Wahrnehmung besitzt Chi eine Natur, die alle bekannten Energieformen in sich vereint. Es kann rauchen wie Feuer, fließen wie Wasser und strahlen wie Licht. Es besitzt so etwas wie Aggregatzustände, in die es übergehen kann, wobei es Frequenz und Dichte wechselt. Seine Frequenz entscheidet darüber, wie schnell es fließt, und seine Dichte darüber, wie viel es verändern kann. Ist ihre Frequenz gleich und ihre Dichte groß genug, reihen sich die Teilchen zu fluktuierenden »Schnüren«, die vor und zurück, in Kurven und in Kreisen fließen können. Diese Meridiane bilden in einem Embryo den Energiekörper aus. Auch Pflanzen besitzen einen Energiekörper und Meridiane, und selbst im Gestein kann viel oder wenig Chi fließen. [Farbabbildung 4]

Chi ist interaktiv. Im Gegensatz zu Licht gibt es nicht nur eine Quelle, die hierarchisch von oben nach unten alles bestimmt. Vielmehr stellt die Quelle das zur Verfügung, was sie ist: Potenzial. Indem wir mit unserem Chi spielen, spielen wir mit unseren göttlichen Möglichkeiten. Über das Bewusstseinsfeld ist jeder mit allem Verbunden und über das Chi wirkt jeder auf alles ein. Für mich ist das eine hinreichende Erklärung, wie jeder Mensch den Gegenständen, die er in der Hand hält, seinen emotionalen Zustand aufprägt. Was jemand berührt, belichtet er gleichsam mit seinen Gefühlen. Eine kleine Aura umhüllt den Gegenstand, ein ätherischer Schleier. Diese Aura enthält fraktal, also sich selbst wiederholend, die emotionalen Informationen über den Menschen, der den Gegenstand berührt. Ist das Gefühl stark genug, überträgt das Chi die emotionale Verfassung in das Wellenmuster, das den Gegenstand im Bewusstseinsfeld hervorbringt. Die Verfassung des Menschen und der Gegenstand werden eins. [Farbabbildung 5]

Wie lange diese Verbindung anhält, ist verschieden. Die Gefühle des Menschen in der Aura des Gegenstandes verflüchtigen sich nach ein paar Minuten. Je stärker das Gefühl war, desto länger bleiben seine farbigen Spuren für mich sichtbar. Dass diese Verbindung unsichtbar länger erhalten bleibt, kann jeder an Orten oder bei Gegenständen erfahren, denen sich extreme Gefühle eingeschrieben haben. Alltagsgefühle gehen im kosmischen Geflüster unter, sie haben keine prägende Wirkung.

Diese Informationsübertragung funktioniert in beide Richtungen, weshalb ich die energetische Architektur und Verfassung eines Menschen oder Gegenstandes abrufen kann, wenn ich ihn berühre. Diese Berührung muss nicht körperlich erfolgen. Alle Bewusstseinsformen sind im Bewusstseinsfeld miteinander verbunden.

Auf der Ebene des Chi werden der Raum und die Zeit, in der sich ein Mensch subjektiv bewegt, durchlässig und weich wie Wachs. Die individuellen Wege, die das Chi zurückgelegt hat, bleiben als Signatur eine Zeit lang erhalten, bevor sie verblassen. Selbst wenn die Energie verschwunden ist, bleibt ihre Signatur als holografische Hülse sichtbar, bis sie zusammensinkt und verschwindet. Je höher die Energie war, die in der Raumzeit wirkte, desto deutlicher ist ihre Signatur und desto länger bleibt sie erhalten.

Prinzipiell kann aufgrund unseres gemeinsamen Ursprungs, dem Absoluten Bewusstsein, jede Information von jedem Ort des Universums abgerufen werden. Im Bewusstseinsfeld können Informationen ohne Kosten und Zeitverlust übertragen werden. Das Energieerhaltungsgesetz der Thermodynamik gilt für Chi nicht.

Die Erforschung dieses Phänomens konzentriert sich in den Ganzfeld-Versuchen von Charles Honorton. In seinem Versuchsaufbau empfangen sensorisch abgeschirmte Versuchspersonen im Labor Informationen, die andere Personen im Nebenraum durch das Betrachten von Videoclips senden. Die Ganzfeld-Versuche gehören zu den solidesten Untersuchungen der Telepathie, die zugleich eine Bestätigung für das Vorhandensein dieser raum- und zeitlosen Verbindung erbrachten.

Eine Heilung

Ihre bunt bestickten Tücher umhüllen einen drallen Körper. Ihr Gesicht ist freundlich, aber ihre Energie zeigt mir sichtbare Probleme mit den Lendenwirbeln, dem Dickdarm, der Blase und der Bauchspeicheldrüse. Mir rutscht die Bemerkung heraus: »Ihre Bauchspeicheldrüse sieht aber traurig aus.«

Rasch verschmelze ich unsere Auras und Meridiankreisläufe. Wie ein Chamäleon nehme ich die Farben des fremden Energiekörpers an. Während der Heilung entspinnt sich eine Art energetischer Dialog zwischen dem energetischen Bewusstsein der Klientin und mir. Ihre Blockaden sind wie angetragene Fragen, die beantwortet werden möchten. In Worte übersetzt, hätte der Austausch folgendermaßen klingen können:

Frage: »Darf ich mich sicher fühlen?«

Antwort: »Ja, du darfst dich sicher fühlen.«

Frage: »Bin ich ein braves Kind?«

Antwort: »Ja, du bist ein braves Kind.«

Frage: »Werde ich geliebt?«

Antwort: »Ja, du wirst geliebt.«

Die Heilung geschieht, sobald ich die Blockaden des anderen Energiekörpers in mir auflöse. Was auch immer ich empfange, verändere ich in meinem Innersten so, dass es einer angenehmen Empfindung entspricht. Natürlich sind aus meiner Perspektive seltsame Diagnosen möglich. Während der Arzt gegen die nächtliche Blasenschwäche der Klientin ein chemisches Präparat verschrieb, sehe ich, dass ihr Blasenmeridian auf Höhe der Brust zu wenig grüne Energie enthält. Psychologisch gedeutet: Das innere Kind der Klientin sehnt sich nach Liebe. Ohne diese Liebe hat es Angst und diese Angst erzeugt den Harndrang. Die Heilung erfolgt über einen Yin-Yang-Ausgleich des Herz-chakras und über eine Spende der grünen Lebensenergie in die gelben Blasenmeridiane. Sie spürt die Energie »wie Ameisen, die durch meinen Körper krabbeln«.

Yin und Yang

Das Bewusstsein ist der Ruhepol der Welt, und was die Welt ist, hängt unmittelbar davon ab, was wir sind. Jeder Gedanke, jedes Gefühl spiegelt sich im gesamten Universum und wirkt auf uns zurück. Seitdem ich das Chi sehe, ist dies keine Theorie mehr für mich, sondern Gewissheit. Bewusstsein ist eine unendliche Anzahl von Möglichkeiten, Universen und Wesensformen und zugleich der raum- und zeitlose Punkt, der dies alles in sich vereint.

Yin und Yang sind im Absoluten Bewusstsein eins. In der vierdimensionalen Welt bilden sie jedoch die Pole, die immer gemeinsam auftreten und nicht voneinander zu trennen sind. Sie sind das dynamische Paar der Gegensätze, ihre Qualitäten verstärken einander. Die Welt ist nicht schwarz und weiß, sondern um Harmonie zu erzeugen, bedarf es des vordrängenden Weißen und des nachgebenden Schwarzen in gleicher Menge.

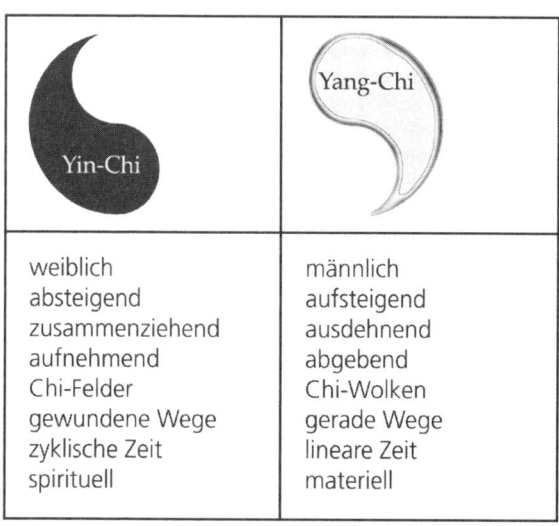

weiblich	männlich
absteigend	aufsteigend
zusammenziehend	ausdehnend
aufnehmend	abgebend
Chi-Felder	Chi-Wolken
gewundene Wege	gerade Wege
zyklische Zeit	lineare Zeit
spirituell	materiell

In der Natur folgt Chi wie Wasser dem Weg des geringsten Widerstandes. Wie ein schlafender Körper ruht die Erde, worin das Chi in großen Meridianen strömt. Entlang den Flüssen und Gräben fließt es, weicht Felsen und massivem Gestein aus, kreist in Mulden und Seen, die wie Akupunkturpunkte in der Landschaft liegen. [Farbabbildung 6]

Im Gegensatz zu Elektronen und Photonen kann Chi auf der Stelle verharren oder es strömt in Etappen hin und her. Dies tut es so lange, bis es einen Weg gefunden hat, wieder in Kreisen zu fließen. Chi, das sich in Kreisen und Schleifen bewegt, leuchtet, ist energetischer und bringt früher oder später Leben und danach

Ich-Bewusstsein hervor. Jede Information im Holoversum entsteht aus diesen rekursiven Schleifen – das ist die Theorie. Was diese Schleifen zum Leben erweckt, ist Chi – das ist die Praxis. Chi ist die universelle Schöpfungskraft des Universums. Dafür wechselt es je nach Gegebenheit und Anforderung seine Flussrichtung, die Frequenz und damit seine Farbe.

Yin-Chi ist stärker dem Reich des Bewusstseinsfeldes zugeordnet und frei von der Umgrenzung der Körper, während Yang-Chi lieber diesen Grenzen der Körper folgt. Yang-Chi besitzt das Potenzial, die Materie zu verändern, während Yin-Chi die Form und Struktur der Materie lieber erhält. Das Yang folgt dem Yin, und das Yin geht dem Yang voraus. In den Schichten unserer Aura sind die Chi-Felder stärker Yin (aufnehmend) und die Chi-Wolken stärker Yang (abgebend). Wie bei guten Eheleuten hat die Frau (Yin) die Idee und der Mann (Yang) setzt diese um. Eine gute Idee ist ohne wirkende Muskelkraft nutzlos, und fleißige Hände sind ohne Plan reine Zeitverschwendung.

In unserer Aura erzeugen wir Menschen pausenlos Yin-Felder, die Bahnen und Wege des Chi vorgeben, entlang denen unsere Yang-Wolken streichen. Wie bei einem Stromüberschlag fließt das Chi leichter von Plus nach Minus. Ob es fließt, entscheidet sowohl die Energiedichte als auch die Spannung, also das Energiegefälle zwischen Yin und Yang.

Die Energiekanäle auf der Vorderseite unseres Körpers sind Yin-Gefäße, abwärts fließend. Die Energiekanäle auf der Rückseite unseres Körpers sind Yang-Gefäße, aufwärts fließend. Zusammen bilden sie die verschiedenfarbigen Kreisläufe unseres Energiekörpers. Diese Kreisläufe projizieren sich über den Körper hinaus und formen – sich der Kugelform annähernd – die Aura. [Farbabbildung 19]

Die polare Ausrichtung unseres Energiekörpers können wir selbst entscheiden. Legen wir eine Größe fest, entsteht die andere automatisch. Lenke ich zum Beispiel den Yin-Pol meines Körpers in die eine Hand, erscheint der Yang-Pol in der anderen von selbst. Berühre ich mit meinen so geladenen Händen die Vorder- und Rückseite eines Klienten, fließt mein Chi durch dessen

Körper. Als wäre ich ein elektronischer Spannungsprüfer, spüre ich die Leitfähigkeit der energetischen Kreisläufe. Widerstände in den Meridianen des Klienten teilen sich mir mit, wie einem Generator, der weiß, wie viel Strom er erzeugt hat und wie viel zu ihm zurückgeflossen kommt. Verändere ich die Polarität in meinen Händen, kehrt sich auch die Kreisbewegung des Chi um.

Die Harmonisierung gestörter Energiekreisläufe kann über einen Yin-Yang-Ausgleich erfolgen. Spannungen werden abgeleitet, Schwächen aufgefüllt. Wer in seinen Körper hineinfühlt, während die Spannungen eines stressigen Arbeitstages von ihm abfallen, wird die Ströme fühlen, die den Druck in den Muskeln abtragen wie Meereswellen eine hochgetürmte Sandburg.

Ziel der Harmonisierung ist es, das relative Bewusstsein dem Absoluten Bewusstsein anzugleichen. Wissenschaftlich überprüfbar passen wir Menschen in tiefer Meditation die Alphawellen des Ich-Bewusstseins den Deltawellen des Unterbewusstseins an. Der Neurophysiologe Dr. Tomio Hirai stellte in einer Studie mit 48 japanischen Zen-Meistern und Schülern fest, dass sich mit der Dauer der Meditationspraxis ihre Gehirnwellenmuster verschoben. Novizen mit maximal fünf Jahren Praxis produzieren Alphawellen zwischen 10 und 12 Hertz. Die Zen-Meister mit zehn und zwanzig Jahren Meditationspraxis hatten sich auf 7 oder 8 Hertz »heruntermeditiert«. Diese tiefen und langsamen Gehirnwellen sind der Schlüssel zu den ungeahnten Kräften in uns.

Das Deltawellen-Niveau ist ein extrem unbewusster Zustand des Handelns. Die höheren Funktionen schlafen tief und fest, worauf die tieferen Funktionen des Bewusstseins hell leuchtend erwachen. Kraftfelder und Resonanzen der Lebensenergie halten hier unten Körper und Geist zusammen, die – noch immer – dem Willen gehorchen. Ich bin nicht verloren gegangen in der Tiefe, sondern habe mich selbst auf mein Wesen reduziert. Ein Wesen ohne Form und Hülle, ohne Namen oder Alter, ohne Inhalt, ohne Ausdruck.

Ich bin davon überzeugt, dass uns die Zukunft Technologien und Meditationen bescheren wird, die jedem Menschen zur übersinnlichen Wahrnehmung verhelfen. Gefühle und Gedanken werden für jeden in unserem Energiefeld sichtbar sein und Blockaden lösen sich mithilfe technisch verstärkter Selbstheilung auf. Die geistig durchwobenen Körper werden klar sein wie Licht, sobald die Menschen aufhören, sich gegenseitig mit ihren Ängsten und Sorgen zu vergiften. Dein Fleisch und die Knochen sind bloß der fassbare Beweis für das Unfassbare dahinter. Und dieses Unfassbare ist von göttlicher Schönheit und Macht.

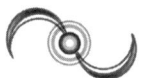

Übung des Yin-Yang-Ausgleichs

Bei ausgewogenem Yin- und Yang-Chi ist dein Körper entspannt. Die Ströme können ungehindert fließen. Bist du körperlich angespannt oder gestresst, erzeugst du zu viel Yang-Chi. Bist du erschöpft oder schwach, hältst du zu viel Yin-Chi. Jede Disharmonie in deinem Körper oder deinem Leben lässt sich als unausgewogenes Yin-Yang-Verhältnis beschreiben.

Zum Ausgleich dieses Verhältnisses setze dich entspannt hin und lausche tiefer in deinen Körper hinein. Suche deinen Körper auf Spannungen ab. Bist du fündig geworden, halte diese Spannung im Geiste fest und atme gelassen in den Bauch. Beim Einatmen sagst du: »Ich nehme«, und während des Ausatmens sagst du: »Ich gebe.«

Sollte die Blockade hartnäckig bleiben, frag einfach: »Du bist das eine. Wo ist das andere?« Oder sage: »Nimm dir, was du brauchst, und gib mir, was du willst.«

Deine Bedürfnisse sind die andere Seite der Erfüllung.

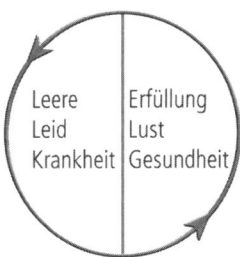

»Seit frühster Kindheit suchen mich schlimme Albträume heim. Hartmut trug mir die Übung des Yin-Yang-Ausgleichs als ›Hausausgabe‹ auf. Ich übte den ganzen Abend, und schon in derselben Nacht ließen meine Verfolger von mir ab, als ich ihnen im Traum zurief: ›Ihr seid nur das eine, wo ist das andere?!‹«

Kathrin Strasser

Ebenen des Bewusstseins

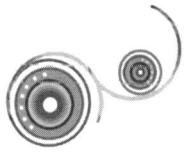

Wie du dich fühlst, ist binnen Sekundenbruchteilen all deinen Körperfunktionen und -flächen mitgeteilt. Du bist unendlich oft in dir selbst enthalten und jeder Teil wirkt auf alle Teile zurück. Im Bewusstsein gibt es viele Ebenen, auf denen ein und dasselbe Erlebnis ganz unterschiedlich interpretiert wird. Das Reich der Träume lehrt uns, wie bizarr diese Erfahrungen sein können, ohne dass uns diese wunderlich erscheinen. Der Grund dafür ist, dass Chi auch im Schlaf unsere Erfahrungen bestimmt. Hier findet die Reinigung der Chakras und Meridiane statt, die im Lauf des Tages belastet und verdunkelt wurden. Der Energiekörper besteht aus Lebensenergie, und dieser Teil von uns weiß das auch. Wenn du dich schlafen legst und das Ego im Schlummerland verschwindet, bist du es in gewisser Hinsicht selbst, das dem Ego das Kopfkino einschaltet, um in Ruhe aufräumen zu können.

Jede Ebene des Bewusstseins bringt eine weitere Qualität hervor. Kehrt das Ego sein Interesse nach innen, taucht es durch die unterbewussten Stationen seiner Entstehung bis zum ichlosen Ursprung aller Dinge zurück.

Die Lebensenergie entstammt einer höheren Dimension, die uns enthält wie der Himmel die Wolken und in der wir uns auflösen können, sobald wir uns als Wille und Wunsch nicht länger selbst gebären.

Je stärker ein Mensch sich auf seine Einzigartigkeit fixiert, desto dualistischer, dinghafter und damit leidbringender erscheint ihm die Welt. Auf der Ebene des Absoluten Bewusstseins existiert nichts als Bewusstsein und selbst Materie ist formbar wie Wachs.

Dieses Brennglas des Chi, das unser Ego darstellt, ist gläsern und leer. Ein »Ich« existiert als etwas Greifbares nicht. Wer es genauer betrachtet, sieht nichts als Reflexionen der Welt und der Farbspiele des Bewusstseins.

Das Ego ist dennoch keine Täuschung und sollte auch nicht als solche angesehen werden. Umso schützenswerter eine Person sich selbst betrachtet, desto mehr Leid kann diese Person zu ihrem eigenen Schutz säen. Diese Wirkung des Ego ist in der Welt der Materie ganz real. Wenn geschrieben steht, alles Leid sei Illusion und das Ego nur ein Funke im Flug, ist dies aus der Perspektive des Absoluten Bewusstseins gemeint, das sich nicht länger an einen Körper und eine Seele klammert, um zu wissen, was es ist.

Ich bin zu der Einstellung gelangt, dieses Leben als ein Schauspiel zu betrachten, das meiner Unterhaltung dient. Als Teil des Schauspiels spiele ich meine Rolle in ironischer Distanz und schmunzle behaglich in mich hinein, weil nichts um mich herum ernst gemeint ist. Was ich wirklich bin, ist unzerstörbar und rein, egal was mit der Rolle, die ich spiele, auf der Bühne geschieht.

Zu dieser Gesinnung bin ich schrittweise über die Reinigung der Chakras gekommen, wobei ich meine Gedanken und Gefühle konsequent in ihre eigene Leere laufen ließ, bis sich die ihnen zugrunde liegende Qualität offenbarte. Indem wir uns leeren, kann sich unser Bewusstsein entfalten. Je langsamer und stiller wir werden, desto mehr sehen und hören wir unser Wirken. Nur in einem abgelenkten Bewusstsein steigen Gedanken auf.

Durch diese Reinigung habe ich mich langsam von Raum und Zeit gelöst. In der Meditation wurde ich regelmäßig in Prozesse involviert, die meiner bekannten Raumzeit nicht länger folgten. Ich lernte mich mit diesen Prozessen zu identifizieren. Eine Folge davon ist, dass ich nicht mehr in gewohnter Hinsicht schlafe und träume, sondern zumeist an den Prozessen innerhalb und zum Teil sogar außerhalb meines Körpers beteiligt bleibe. Ich sinke nicht länger in einen bewusstlosen Schlaf, dessen skurrile Bilder mich die ganze Nacht und den halben Tag begleiten. Stattdessen sinke ich bewusst, Chakra für Chakra, in jenen meditativen Zustand, der allgemein als Schlaf bezeichnet wird. Je schneller ich mich dem reinweißen Urgrund des Seins nähere, desto kürzer ist die notwenige Schlafphase.

Mein Körper erfährt so raschere und tiefere Entspannung als in jeder Ruhephase zuvor. Früher suchten mich oft Albträume heim. Aus dem ich-losen Schlaf sind luzide Traum-Meditationen geworden. Letztere habe ich in einer Tabelle dargestellt (siehe Seite 82), um sie für jeden leichter zugänglich zu machen, der sich für die Schlaf-Meditation interessiert.

Wer kennt das nicht? Wir liegen im Bett, schließen die Augen und ausgerechnet das Bild, das uns am meisten Ärger und Frust bereitet, erscheint hartnäckig auf dem inneren Bildschirm. Wehren wir uns gegen das Bild, zeigt es sich nur umso beharrlicher.

Um aus Träumen Meditationen zu formen, ist es hilfreich, weniger auf die Erscheinungen der Traumwelt zu achten als auf ihre Farben. Du wirst feststellen, dass in der menschlichen Vorstellung unangenehme Dinge stets dunkel und farblos – und die Angenehmen hell und bunt – erscheinen. Achte nicht länger auf die Bilder, sondern betrachte die Farben deines Traumes. So wirst du erfahren, dass du neutraler Beobachter deiner eigenen Bewusstseinsprozesse wirst und sich dunkle Farben – und damit die belastenden Traumgebilde – von selbst auflösen. Dies ist eine simple Übung und zugleich eine sehr fortgeschrittene Meditation! Denn dies ist der virtuelle Raum, in dem du erkennen kannst, dass Gedanken nichts weiter als Seifenblasen sind, die der Ebene der Gefühle entsteigen. Das Ego träumt nicht, es wird geträumt. Doch was du träumst, ist weder wahllos noch abstrus.

Betrachtest du statt der Traum-Objekte die Traum-Farben, hast du willentlich die Ich-Ebene des Bewusstseins verlassen. Du befindest dich jetzt auf der Gefühlsebene deines Bewusstseins. Träume werden aus Farben und Gefühlen geflochten. Solltest du diese Erfahrung vertiefen, wirst du erleben, wie deine Gefühle als Farbpunkte und -muster aufkeimen, gedeihen, um zuletzt auf der Ich-Ebene als Gefühl erlebt zu werden. Dein Bewusstsein ist jetzt erweitert, als würdest du drei Stockwerke eines Hochhauses bewohnen und nicht nur das Penthouse. Du kannst jetzt die Entstehung dieser bunten Gefühlskeime kraft deiner Aufmerksamkeit anstoßen. Jede Farbe und Farbmischung entspricht einem spezifischen Gefühl, das als kleiner Punkt entsteht und – stetig wachsend – die Ebenen des Bewusstseins durchläuft. Aus deiner neuen Perspektive wird das Gefühl riesig sein, bevor deine Ich-Ebene auf seine Impulse reagiert.

Willst du noch einen Schritt weiter gehen, separiere deine Gefühle von den Farben und spende deine Aufmerksamkeit zu gleichen Teilen sowohl den Farbenmustern als auch deinem Körpergefühl. Die Bewegungen, die du während des Erblühens der Farben in deinem Körper spürst, sind die Bewegungen des Chi. Die Spannungen, die du unvermeidlich spüren wirst, sind Blockaden. Jetzt kannst du lernen, das Chi kraft deiner Gefühle zu lenken. Separiere abermals die Gefühlsebene von der Chi-Ebene und du wirst diese beiden Kräfte deines Unterbewusstseins unabhängig voneinander lenken lernen.

Fragst du: »Wenn Chi der Wind ist, wer bewegt dann die Luft?«, wird sich eine noch tiefere Ebene deines Bewusteins öffnen, die Ebene des Absoluten Bewusstseins, der das Chi entsteigt wie Dampf dem kochenden Wasser. Tauchst du in dieses reine und reinigende Wasser, musst du nicht länger strampeln und planschen, um die Wellen des Chi zu erzeugen. Die Energie entsteigt automatisch dem Ort, an den du dich in Gedankenschnelle bewegst.

Auf der Ebene des Absoluten Bewusstseins sind Arbeit und Ruhe eins, ebenso wie Eindruck und Ausdruck. Es gibt keinen Unterschied mehr zwischen Beobachter und Ereignis. Alles ist eine Wellenbewegung im Ozean des Bewusstseinsfeldes. Diese Ebene erscheint wie ein gleißendes Licht. Die Welt und was sie enthält, sind die farbig aufgefächerten Aspekte dieses hellweißen Gewahrseins. Das Universum ist deine Möglichkeit, diese Aspekte der Reihe nach zu betrachten. Der Mensch strebt zu diesem Licht und dieses Licht strebt zum Menschen. Die Angst ist die große Barriere dazwischen.

Damit sich das Licht des Gewahrseins selbst erleuchtet und unser allsehendes Auge sich selbst erblickt, können wir als Menschen vier Schritte durchlaufen:

- Wir beobachten die Gedanken und lassen sie wertungsfrei kommen und gehen.
- Wir beobachten die Gefühle und lassen sie frei von Gedanken kommen und gehen.
- Wir beobachten das Chi und lassen es frei von Gefühlen kommen und gehen.
- Wir tauchen ein in das Absolute Bewusstsein, das frei von Chi webt und wirkt.

Bewusstsein operiert simultan auf unzählbar vielen Ebenen. Du kannst auf acht Ebenen gestresst sein und auf zwölf anderen entspannt. Jeder Meridian und jedes Chakra, jedes Organ und jede Körperzelle kann einer Ebene oder Facette deines Bewusstseins entsprechen, in das du dich hinein- und aus dem du dich wieder hinausbewegen kann.

Instinktiv wirst du – wie jeder andere – Körperstellen meiden, die schmerzbehaftet, gestresst oder blockiert sind. Das Bewusstsein zu erweitern bedeutet hier, mutiger zu sein als der Instinkt. Als Mensch kannst du dich willentlich Ängsten und Gefahren stellen, vor denen das Tier panisch flüchtet.

Als Hellsichtiger kann ich diese Fluchtreaktionen in der Aura beobachten. Das dunkelblaue Chi des Kopfchakras gleicht in diesen Reaktionen einem Affen, der panisch auf den nächstbesten Baum flieht, sobald ihm die Situation nicht gefällt. Wollen wir diesen »inneren Affen« zähmen, beginnen wir eine unangenehme Situation nicht länger. Wir nehmen alles so an, wie es ist, mit allen Gefühlen und Empfindungen, die unsere Situation auslöst. Selbst die größte Angst löst sich auf, sobald wir sie im ganzen Umfang durchlitten haben. Dies ist es, was die Angst von uns wünscht: erhört zu werden.

Absolutes Bewusstsein

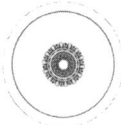

Unser Verhältnis zu Gott oder dem Göttlichen gehört zu den intimsten Beziehungen, zu denen wir Menschen fähig sind. In dieser Beziehung gibt es keine Geheimnisse und jeder unserer Makel wird offenbar, um sich in Liebe zu verwandeln. Viele glauben an Gott oder die höchste Wahrheit und sie belassen es dabei. Einigen von uns genügt der Glaube nicht, sie wollen es wissen. Was diese Menschen erzählen, deckt sich mit dem, was ich erfahren habe und was jeder, der gewissenhaft praktiziert, in ähnlicher Weise erfahren wird. Die Lehren Buddhas und seiner Nachfolger halten jeder Prüfung stand und indem ich ihr Gold reibe, erhitze oder wütend darauf einschlage, bin ich es, der langsam erwärmt, erweicht und geschmiedet wird.

Das klarste Bewusstsein ist reines Potenzial. Es kennt weder Töne noch Worte, aber es schafft Ohren und Zungen, durch die es lauscht und spricht. Das Kaleidoskop der Welt dreht sich weiter, in immer neuen Facetten. Bunt, schillernd und von dem durchleuchtet, was es erschuf. Universen entstehen darin wie Bilder im Kopf der Menschen. Sein Blühen bringt die Dinge hervor. Die Welten sind Projektion des Absoluten – und die Gefühle Projektionen des relativen Bewusstseins. Indem alles, was ist, im Bewusstsein entsteht und vergeht, ist alles, was ist, weder tot noch lebendig, weder existent noch inexistent, sondern sein eigener Inhalt und Ausdruck.

Sein und Nichtsein sind eins. Körper kommen und gehen, doch das Bewusstsein bleibt. Die Wesen sind Reisende, die reglos verharren, sie sind Fliegende, die den Boden der Tatsachen nie verlassen. Wie Wolken am Himmel und Wogen im Ozean bewegt das Wesen aller Wesen sich selbst. Der Ozean kann nicht ruhen, aber die Welle. Der Himmel kann nicht verwehen, aber die Wolke.

Das Licht des Gewahrseins ist der Hintergrund, um aus dem Grenzenlosen in unendlichen Erscheinungen in Erscheinung zu treten, bis das Eine, das Umgreifende ohne Begriffe begriffen wird. Was uns fesselt, erschaffen wir selbst, und was uns befreit, sind wir selbst. Wir verleihen den Dingen die Wirklichkeit, die uns knebelt oder befreit.

Darum erlösen Einblicke in uns selbst letztendlich das Selbst. Treten wir ein in den Schmerz, finden wir Liebe. Treten wir ein in die Angst, finden wir Schutz. Treten wir ein in die Sehnsüchte, werden wir Erfüllung finden. Infolge seiner Fleisch gewordenen Klarheit ist das verwirklichte Bewusstsein entspannt. Verstehe den Wandel als Reflexion des Ewigen und das Ewige als Reflexion im Wandel. Du und ich sind in diesem Schaum der Möglichkeiten nichts als Seifenblasenschiller, glitzernde Facetten des einen Diamanten.

Die Erkenntnisse auf dem Weg zur endgültigen Klarheit sind schmerzvoll, doch je bitterer sie schmecken, desto süßer ist die Befreiung, die sie uns letztlich schenken. Die größten Drachen in unserer Seele behüten die kostbarsten Schätze.

Erwachen wir in unserem Leben, erkennen wir uns selbst als unerschöpfliches Potenzial, das Pflanzen, Tiere und Menschen gebiert. Jeder Teil ist das Ganze, und das alles bist du.

Während du in dir ruhst, entströmt deinem Blick Farbe und Form, die zu stofflichen Welten auskristallisieren und plötzlich – für dich darin – dinghaft erscheinen. Als relatives Bewusstsein kreierst du Kunst- und Kulturgegenstände, derweil du als Absolutes Bewusstsein Galaxien drehst und Planeten töpferst. In der menschlichen Form bist du weder allmächtiger Gott noch willenloser Körper. Du bist etwas dazwischen.

Als dieses Zwischenwesen erscheint der Mensch zugleich auf drei Ebenen der Realität wie farbige Gläser, die übereinanderliegen. Der Mensch lebt auf der materiellen Ebene der Beziehungsmuster, der relativen Ebene des Bewusstseins und der absoluten Ebene des Bewusstsein. In der Welt der Materie sind wir ein Geflecht der Algorithmen, ein Knäuel berechenbarer Reaktionen. Dieser Welt zugrunde liegt das Reich der Ursachen, von dem die Quanten flüstern und Milarepa sang. Zwischen diesen beiden Welten schwingt das Chi, und der Mensch wird gleichermaßen von beiden Seiten bestimmt. Ursache-Wirkungs-Geflechte zwingen unsere Lebensenergie, ihnen gemäß zu fließen, wodurch wir zwanghaft reagieren. Dieses starre Reaktionsmuster nennen die Hindus »Karma«. Frei von jeder Ursache und Wirkung ist nur die Ebene des Absoluten Bewusstseins. Hier ist der Raum der unbegrenzten Möglichkeiten, die wir seit anfangslosen Zeiten neu und neu entfalten. Das Bewusstsein hat dort weder eine bestimmte Zeit noch einen bestimmten Ort. Betrachtet sich dein allsehendes Auge selbst, bist du alles, was ist, je war und je sein wird. Diese Selbsterkenntnis des Bewusstseins nennen die Buddhisten »Verwirklichung« oder »Buddhaschaft«.

Materie ist ein »kristallisiertes Muster« des Bewusstseins, und so muss der Mensch sich auch nach ihr richten. Weder hat Bewusstsein noch hat Materie auf der anderen Ebene eine inhärente Existenz. Aus diesem Grund existieren wir in der Welt der Materie nicht unabhängig, obwohl Freiheit das Wesen des Bewusstseins ist. Solange wir als materielles Wesen existieren, gehören wir weder ganz der einen noch ganz der anderen Ebene an. Im Tod verlassen wir den materiellen Körper und kehren zu unserem Ursprung zurück. Die Entspannung und Lichtheit des Geistes, die wir dort erfahren, sind grenzenlos.

Die Vorteile der einen Ebene sind der Nachteil der anderen. Im Absoluten Bewusstsein passiert nichts Neues oder Unerwartetes. Der Zustand ist ewiges Ruhen in sich selbst, weder erfreut noch traurig. Alles was entsteht und erscheint, haben wir genau so erwartet. Wir können uns nicht selbst kitzeln oder überraschen.

In der Welt der Materie ist die erfrischende Empfindung der Trennung möglich, wir erleben Verblüffung, Spannung, Humor, aber auch Schmerz, Kummer und Sorge. Das eine ist nicht ohne das andere möglich. Das Göttliche in uns weiß das und kann beides genießen; das Ego, das wir sind, hat es vergessen und leidet daran.

So gesehen haben wir alles, was je ein Mensch einem anderen zugefügt hat, uns selbst angetan. Die Beobachtung des Schauspiels ist Teil des Klamauks. Wir sind Zuschauer, Akteure und Kritiker des Welttheaters, das wir bilden. Dafür haben wir uns unendlich um uns selbst geschlungen – als sphärische Blume, florale Ewigkeit –, im Zustand jenseits des Seins oder Nichtseins. Im Verlust liegt keine Schuld und im Gewinn kein Verdienst. Es gibt weder Richtig noch Falsch, auch kein Gut oder Böse, so wenig wie jede andere Dualität in der Ganzheit der Dinge. Es gibt keinen Raum und es gibt keine Zeit. Die Existenz ist reines Sein, das sich früher oder später als reines Bewusstsein erkennt.

Für mein Glück entscheidend war die Möglichkeit, die Nachteile der einen Welt mit den Vorteilen der anderen Welt auszugleichen. Die Lehren, denen ich dafür folgte, waren kompromisslos. Sie verlangten meine konstante Bereitschaft, zu sterben. Nicht nur einmal in der Meditation, sondern viele Male am Tag, bis zu jener Linie, an der ich mich bewusst, neu und neu in den Augenblick hineingab, der so frisch ist wie am ersten Tag.

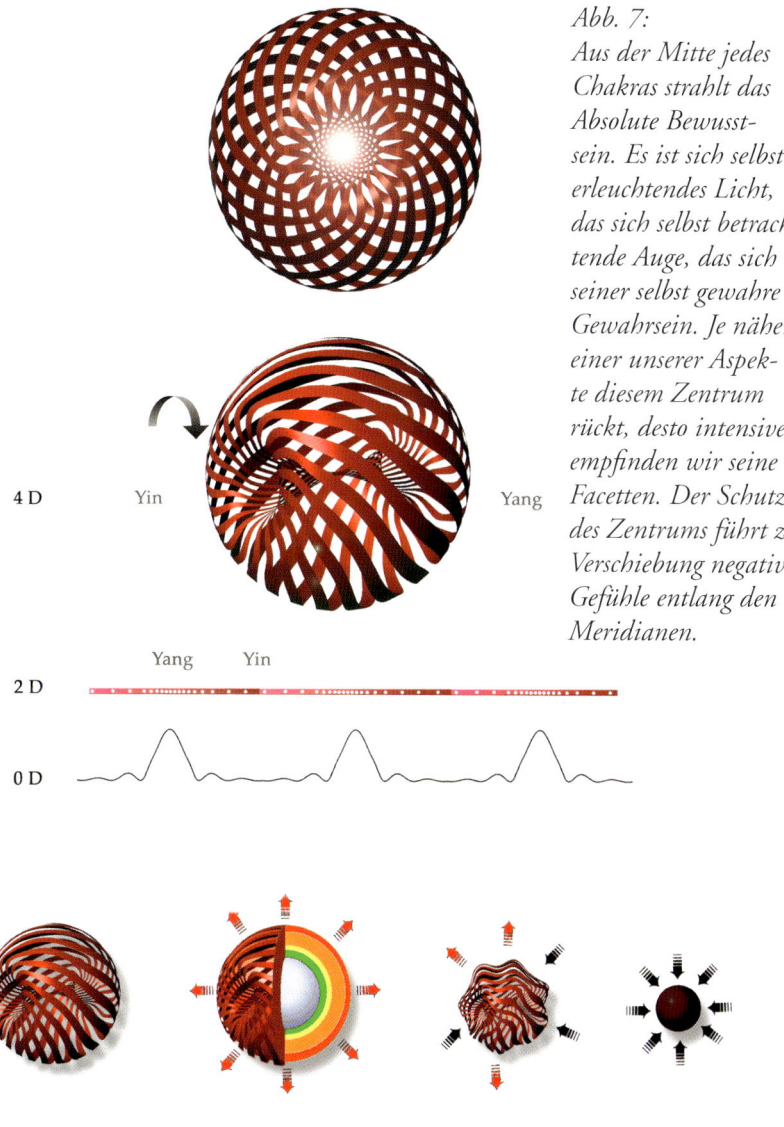

Abb. 7:
Aus der Mitte jedes Chakras strahlt das Absolute Bewusstsein. Es ist sich selbst erleuchtendes Licht, das sich selbst betrachtende Auge, das sich seiner selbst gewahre Gewahrsein. Je näher einer unserer Aspekte diesem Zentrum rückt, desto intensiver empfinden wir seine Facetten. Der Schutz des Zentrums führt zur Verschiebung negativer Gefühle entlang den Meridianen.

4 D   Yin   Yang

         Yang   Yin

2 D

0 D

Intaktes Chakra   Jedes Chakra enthält die Qualitäten der anderen   Eingeschränkt arbeitendes Chakra   Verlöschtes Chakra

Abb. 8: Chakras

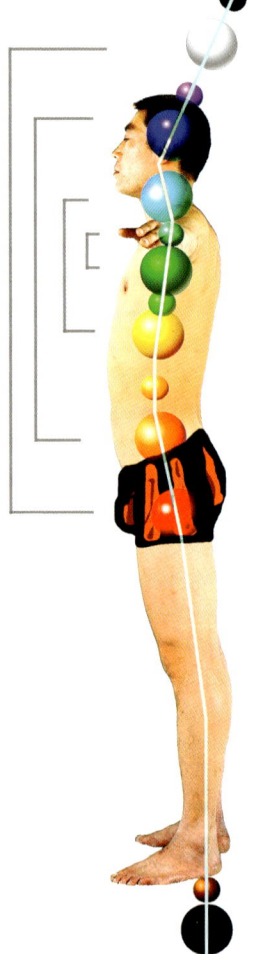

Vorderseite A   Rückseite B
Yang   Yin

Hara-Linie

Antagonisten

8 N   Schwarzes Chakra

7 H

6 N

6 H

5 H

4/5 N   Thymus-Chakra

4 H
4 N
3 H
3 N

2 H

1 H

1 N
8 H   Schwarzes Chakra

Abb. 9:
Die Chakras sind die Tore zur Welt des reinen Bewusstseins. Jedes Chakra erfüllt eine andere Aufgabe, sie stabilisieren sich gegenseitig. Meditation ist Beobachtung, und die Beobachtung verändert die Wirklichkeit, wie das Doppelspaltexperiment zeigt.

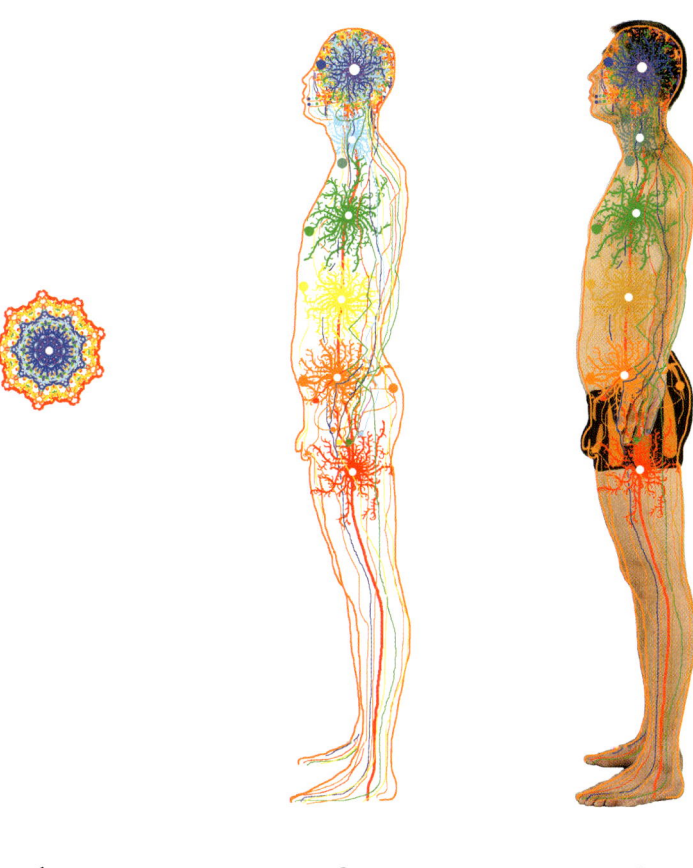

1 **2** **3**

Abb. 10:
Unsere Energetische Signatur (1) formt unseren Energiekörper (2),
der den materiellen Körper (3) bildet und erhält. Wie ein Prisma
fächert der Energiekörper die farbigen Facetten des Absoluten Be-
wusstseins auf. Das Kopfchakra ist der dunkelblaue Bildschirm für
die energetischen Projektionen.

Chi Farben

Gold = Bedingungslose Liebe

Silber = Energetische Assoziationen
Suchprozesse

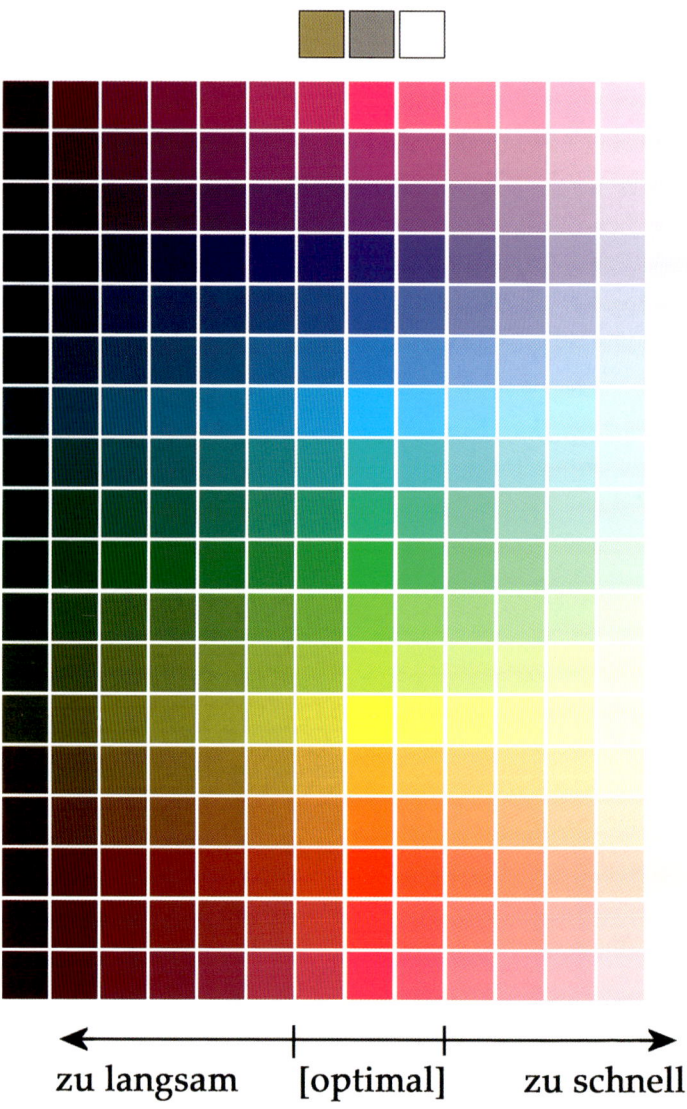

zu langsam   [optimal]   zu schnell

Abb. 11a

Kronenchakra 7 H	Bauchchakra 3 H
Kopfchakra 6 N	Bauchchakra 3 N
Kopfchakra 6 H	Vitalchakra 2 H
Lymfdrüsenchakras 5 N	Wurzelchakra 1 H
Halschakra 5 H	Wurzelchakra 1 N
Thymusdrüsenchakra 4/5 N	Schwarzes Chakra 8 H
Herzchakra 4 H	Kronenchakra 7 N
Herzchakra 4 N	

Abb. 11b: Die wichtigsten Chakras

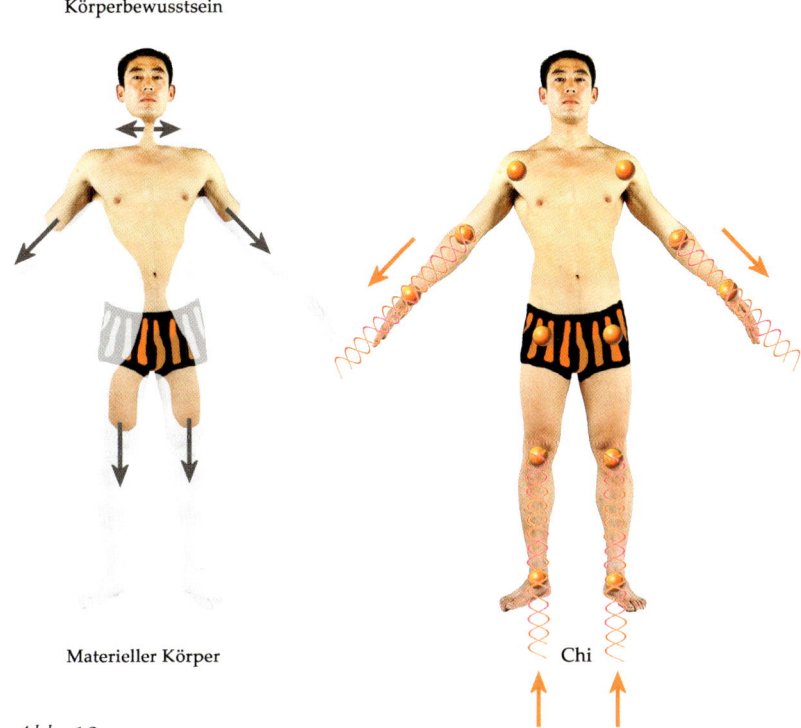

Körperbewusstsein

Materieller Körper

Chi

Abb. 12:
Energetisch sind wir gebaut wie ein Baum, unsere größte Kraft kommt von unten. Erweitern wir unser Bewusstsein im Körper, vergrößern wir unsere physischen und psychischen Kräfte. Körper und Geist werden elastischer, folgsamer und die »psychische Kraft« reagiert stärker auf unseren Willen.

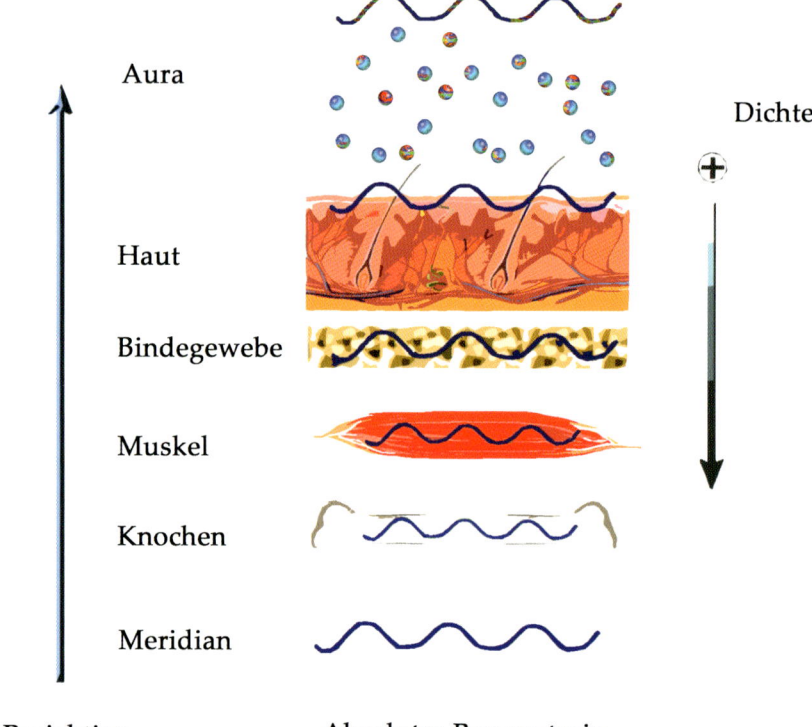

Aura

Dichte

Haut

Bindegewebe

Muskel

Knochen

Meridian

Projektion ═══════ Absolutes Bewusstsein ═══════

Abb. 13:
Die energetische Projektion unseres Bewusstseins durchdringt unsere
Knochen, die Muskeln und die Haut, bis sie in die Wolken und
Hüllen der Aura übergeht. Die sicht- und fühlbaren Auswirkungen
einer Blockade nehmen mit ihrer Nähe zur Quelle exponentiell zu,
ähnlich wie bei einer Silhouette im Kino, die nahe der Leinwand
unscheinbar, und nahe der Projektorlampe filmfüllend ist.

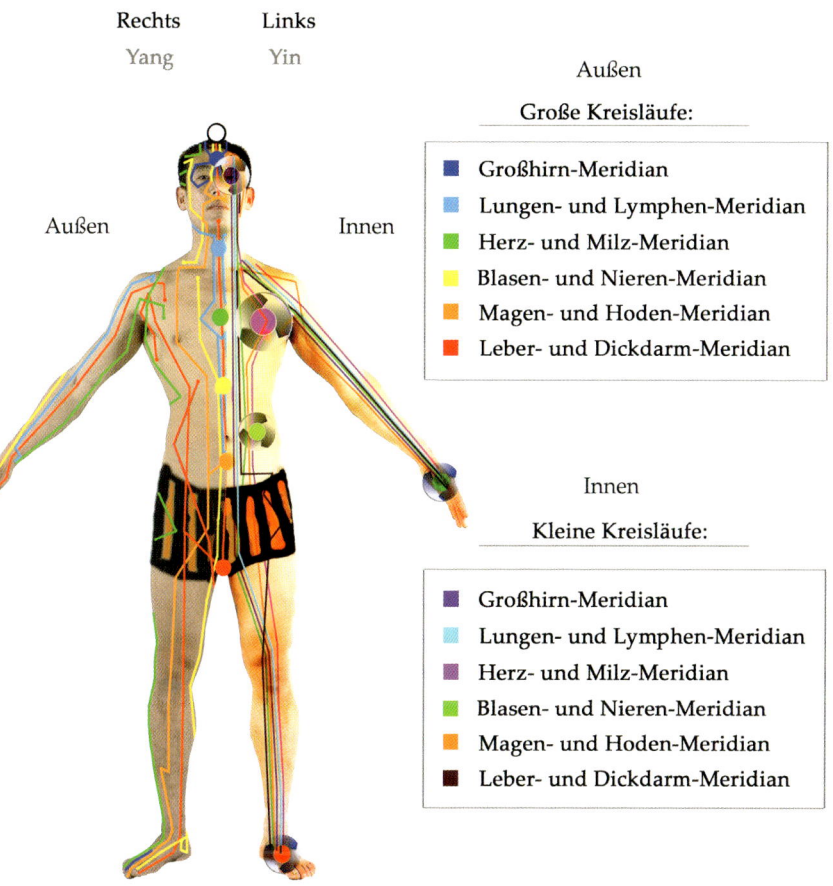

Rechts   **Links**

Yang   Yin

Außen

Außen   Innen

Außen

Große Kreisläufe:

- ■ Großhirn-Meridian
- ■ Lungen- und Lymphen-Meridian
- ■ Herz- und Milz-Meridian
- ■ Blasen- und Nieren-Meridian
- ■ Magen- und Hoden-Meridian
- ■ Leber- und Dickdarm-Meridian

Innen

Kleine Kreisläufe:

- ■ Großhirn-Meridian
- ■ Lungen- und Lymphen-Meridian
- ■ Herz- und Milz-Meridian
- ■ Blasen- und Nieren-Meridian
- ■ Magen- und Hoden-Meridian
- ■ Leber- und Dickdarm-Meridian

Abb. 14:
Die Meridiane sind die Verbindung zwischen unseren stofflichen und feinstofflichen Körpern. Die Schwingungen und Strömungen des Chi beinhalten die Informationen über unseren Zustand. Die Informationen werden über die Energiekreisläufe gleichmäßig verteilt.

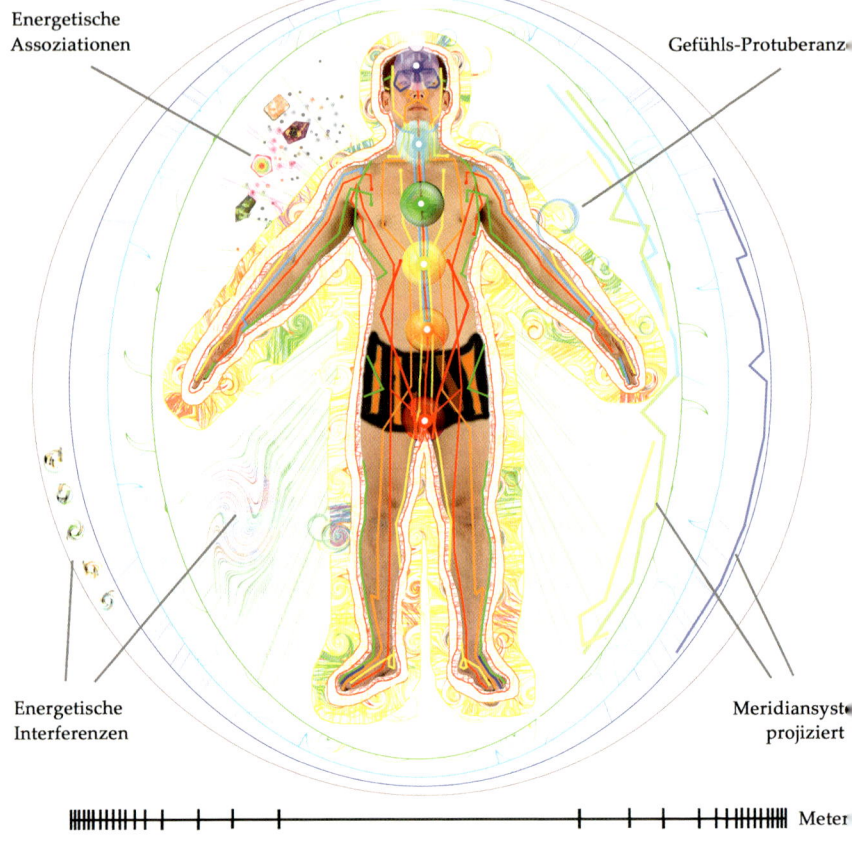

Energetische Assoziationen

Gefühls-Protuberanz

Energetische Interferenzen

Meridiansyst projiziert

Meter

- 🟥 Chi-Wolken der Körperorgane
- 🟧 Chi-Felder der Körperorgane
- 🟨 Chi-Wolken der Gefühle
- 🟩 Chi-Felder der Gefühle
- 🟦 Chi-Wolken der Gedanken
- 🟪 Chi-Felder der Gedanken
- ⬜ Chi-Licht des Absoluten Bewusstsei

Abb. 15:
Die Aura kann gemäß den Chakras in sieben Schichten unterteilt werden, die abwechselnd dampfähnliche und magnetfeldartige Charakteristika besitzen. Um Abschnitte der Aura detaillierter und isolierter wahrnehmen zu können, verstärken wir die Energie des ihm entsprechenden Chakras in unserem Dritten Auge.

Abb. 16 (rechte Seite):
1) *Energetisch sichtbarer Gedanke (Yin-Chi-Schwade) schweift umher.*
2) *Energetisch sichtbares Gefühl (Yang-Chi-Schwade) sucht seinen Gegenpol im Yin-Feld.*

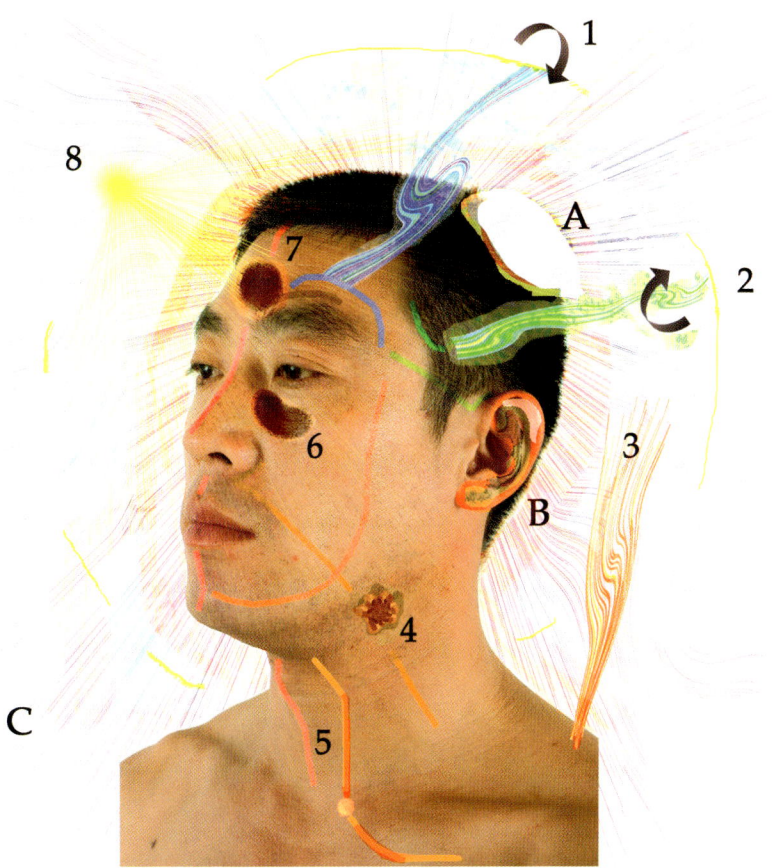

3) *Gestaute Wut schießt uber (Yang-Chi-Fontäne).*
4) *Eine fluide Blockade des Lymphknotens bewegt sich langsam wie eine Alge unter Wasser.*
5) *Meridiane und Meridian-Impulse leuchten auf.*
   Verstopfte Kanäle erscheinen dunkel.
6) *Eine kristalline Blockade des Magens*
7) *Eine kristalline Blockade des Dritten Auges*
8) *Eine energetische Assoziation versucht die Blockade zu reparieren.*
A *Der energetische Fokus der Aufmerksamkeit. Eine Art »Lupe« des Bewusstseins, die von uns betrachtete Prozesse im Energiekörper vergrößert, ändert und heilt.*
B *Die Miniatur des Energiekörpers im Ohr – einem Embryo gleich: oben die Füße, unten der Kopf.*
C *Chi-Felder der Körperorgane (zweite Auraschicht)*

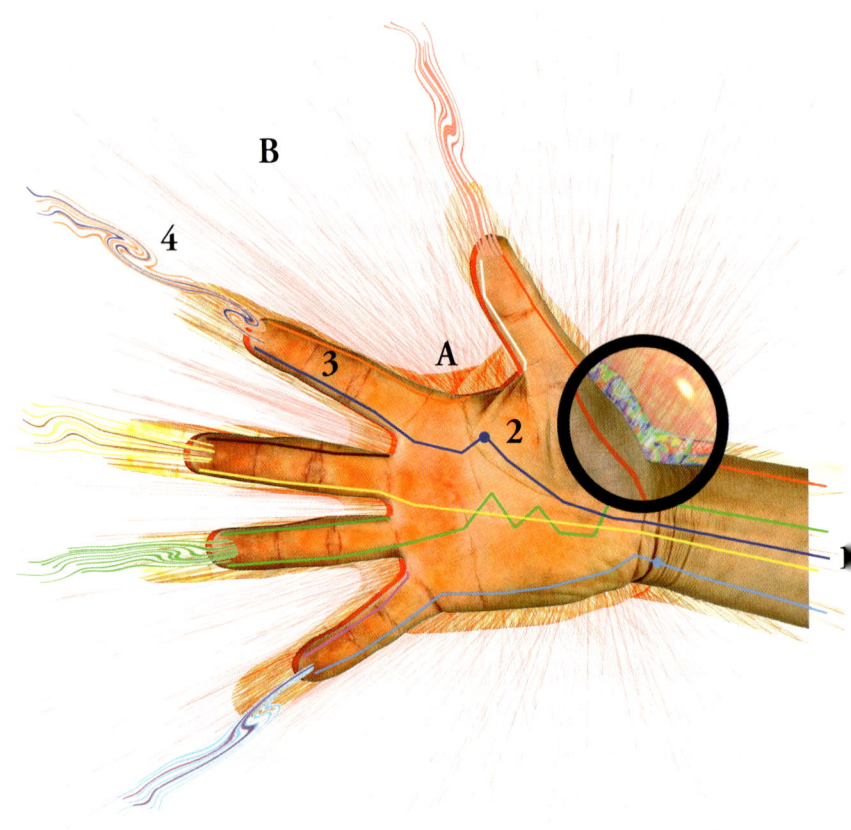

Abb. 17:

1) *Großhirn-Meridian (Kopfchakra)*
2) *Akupunkturpunkt. Der gesamte Energiekörper spiegelt sich in der Hand, den Reflexzonen entsprechend.*
3) *und 4) Die antagonistischen Energien strömen in der Fingerkuppe zusammen und verlassen den Körper als lodernde Chi-Flamme.*
A *Chi-Wolken der Körperorgane (erste Auraschicht)*
B *Chi-Felder der Körperorgane (zweite Auraschicht)*

Abb. 18 (rechte Seite):

1) *Ein religiöser Gedanke (Yang) schweift ohne Gegenpol (Yin) umher.*
2) *Hier flüchtet die Klientin in Gedanken und Tagträumereien.*
3) *Die Klientin steht neben sich. Ihr Körper will flüchten und ihre Aura nimmt diese Bewegung vorweg.*

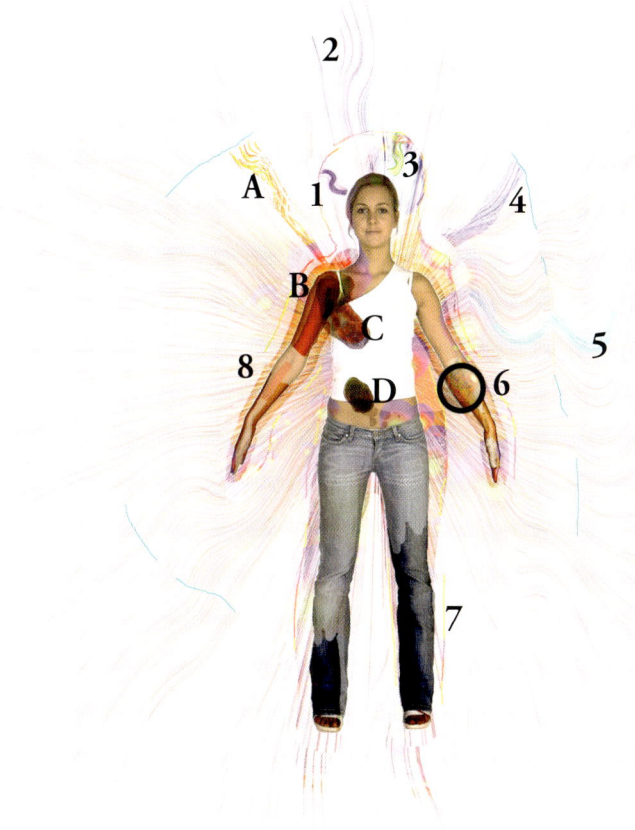

4) Das Chi ihres Kopfchakras ersetzt das Chi des Halschakras.
   Die Klientin hält ihre Offenheit rational aufrecht.
5) Eine dünne Chi-Schwade sucht vorsichtig Kontakt.
6) Eine Blockade hat Krankheitserreger eingekapselt.
7) Negative Gefühle wurden von der Klientin in die Extremitäten
   verschoben.
8) Die unterdrückte Wut reizt den Knochen, er scheint rot zu glühen.
A Eine Chi-Fontäne der Wut
B Die energetische Röntgenaufnahme offenbart eine tiefe Blockade
   in der Schulter.
C Die Blockade reicht tief in den Lungenflügel hinein. Hier sitzt
   die unterdrückte Trauer. Ihre Wut ist sehr alte Trauer.
D Eine noch tiefere Blockade zeigt sich in ihrem Bauch und scheint
   mit der ersten verbunden zu sein. Hier ist ein guter Ansatzpunkt,
   mit der Klientin energetisch zu arbeiten.

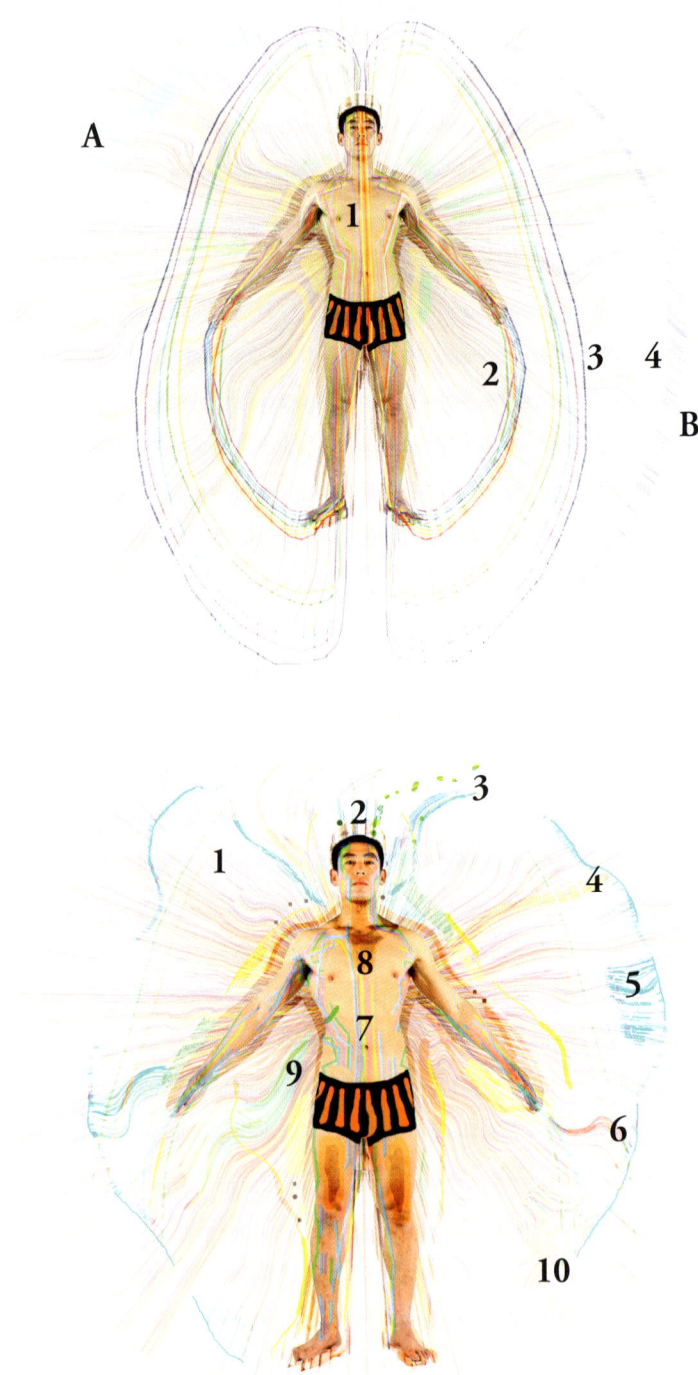

b. 19 (linke Seite oben):
Kleiner Energiekreislauf in der Mitte des Körpers: Auf der Vorderseite abwärts fließend (Yin), auf der Rückseite aufwärts fließend (Yang).
Großer Energiekreislauf entlang den Körperhälften: Auf der Innenseite aufwärts fließend (Yang), auf der Außenseite abwärts fließend (Yin).
Kleiner Aurakreislauf in der vierten Auraschicht: Auf der Vorderseite abwärts fließend (Yin) und der Rückseite aufwärts fließend (Yang).
Großer Aurakreislauf in der sechsten Auraschicht. Die Kreisläufe sind als gegenläufige Pole des Yang (A) und Yin (B) im Chi-Feld sichtbar. Die Pole bestärken oder schwächen ihr Gegenstück. Polarität in den unteren Schichten der Aura.

b. 20 (linke Seite unten):
In der alltäglichen Wahrnehmung überlappen die Schichten und Farben der Aura einander, ihre Prozesse sind flüchtig.
Energetische Assoziationen und Bewusstseinsaktivitäten können feste Formen bilden.
Gedanken schweifen sichtbar umher.
Gefühle greifen über ihre Schicht hinaus.
Chi-Wolken leuchten plötzlich auf.
Die Fingerstrahlung fließt in den Raum.
Meridian-Impulse flitzen über den Körper.
Energetische Schwachstellen sind dunkel.
Wie aus einer blutenden Wunde leckt Chi aus einem offenen Meridian.
*) Der energetische Fokus unserer Aufmerksamkeit vergrößert feinstoffliche Prozesse wie eine Lupe.

b. 21: Weltmodelle

rsönlicher eltmittel- nkt	Erleuchtung	Die Welt	Die Menschen	Kommunikation und Heilung
ɔ h«	»Ich will Erleuchtung.«	»Da draußen«	»Die anderen«	»Ich will mich mitteilen.« »Ich will heilen.«
n-Dualismus rheit	»Ich bin Nichts. Als Nichts bin ich Alles.«	Spiel der Leerheit	Spieler innerhalb der Leerheit	Niemand spricht mit Niemandem. Nichts heilt Nichts.
ühle s Herz	Bedingungslose Liebe	Entfaltung der Gefühle	Werdende Götter	Austausch von Gefühlen. Liebe ist der größte Heiler.
ntsamkeit ditation	Göttliche Präsenz, innerer Frieden	Reines Sein	Das andere Ich	Das reine Sein spricht mit sich selbst.
tes Auge	Die Quelle des Göttlichen	Spiel des Göttlichen	Spieler innerhalb des Göttlichen	Austausch von Lebensenergie
solutes wusstsein	Jeder meiner Zustände enthält alle meine Zustände.	Ausdruck meiner selbst	In mir	Bin ich das eine, bin ich auch das andere.

Chi-Ebene	Traumebene	Gefühls-ebene	Ich-Ebene
Rot quillt auf und füllt den dunklen Raum.	Wir schwimmen im Sonnenuntergang und fühlen uns herrlich getragen.	Geborgenheit *versus* Angst	»Ich fühle mich wohl und behaglich.«
Orange fließt in Dunkelgrün und säubert es.	Wir waten durch einen grünen Tümpel voller Echsen und Krokodile. Wenn wir das Tor erreichen, sind wir frei.	Vitalität *versus* Liebe	»Meine sexuellen Begierden werden Ausdruck meiner Liebe.«
Der grüne Strom wird von einem schwarzen Knäuel verschluckt.	Ich möchte meine Pflanzen gießen, aber eine schwarze Spinne ängstigt mich.	Liebe *versus* Angst	»Die Angst blockiert meine Liebe.«
Braune Energie wühlt andere Farben auf.	Ein Braunbär verfolgt uns durch Flüsse und Schluchten. Er will uns fressen.	Lösung *versus* Ego	»Ich kann Vergangenes nicht loslassen aus Angst, mich zu verlieren.«
Ein orangener Strom stößt auf eine dunkle Blockade und fließt wieder zurück.	Eine erotische Liebelei wird jäh von einem knurrenden Wolf unterbrochen.	Vitalität *versus* Angst	»Ich bin verklemmt.«
Gelb trifft auf Hellblau und wird dunkel.	Der Strandspaziergang am Meer ist herrlich, bis plötzlich der Himmel verdunkelt und eine riesige Welle über uns zusammenschlägt.	Freude *versus* Angst	»Der Ernst des Lebens duldet keine Albernheiten. Ich will mich nicht wie ein naives Kind verhalten.«
Ein helles Licht löst die bedrohliche Schwärze auf.	Gott schiebt die Wolken beiseite und sein Licht errettet die Welt.	Transzendenz *versus* Trauer	»Plötzlich lösen sich alle meine Sorgen in Luft auf.«

Nr.	Chakra	Zeichen der Reinheit	Zeichen der Blockade
7. H	Kronenchakra	Transzendenz der Materie und Wesen, höchste Spiritualität und Erkenntnis, Unendlichkeit des höheren Selbst	Pessimismus, keinerlei Spiritualität, selbstbezogene Weltlichkeit
6. N	Kopfchakra, obere Gehirnhälfte	Telepathische Verbundenheit mit Tieren und Menschen	Fehlende Intuition und Hellsichtigkeit
6. H	Kopfchakra, untere Gehirnhälfte	Klarheit des Selbst- und Weltbildes, Visualisierung, Kreativität, luzide Träume, feinstoffliche Wahrnehmung	Traumlosigkeit, unklares Selbst- und Weltbild, schwache Vorstellungskraft, Konzentrationsstörungen
5. N	Lymphknoten-Chakras	Selbstschutz des Körpers und der Seele, starkes Immunsystem	Geschwollene Lymphen, unterdrückter Ärger und Neid
5. H	Halschakra	Offenheit (körperlich und geistig), innere Weite, gesundes Selbstbewusstsein, Toleranz, Heilung anderer	Kloß im Hals, verspannter Nacken, blockierter Zugang zu körperlichen Empfindungen und Gefühlen
4./5. N	Thymus-Chakra	Kopf und Herz sind gut miteinander verbunden, semipermeable Aura, die gute Energien hineinlässt und schädliche ausschließt	Fehlende Empathie, Allergien, Dissoziation
4. H	Herzchakra	Empathische Verbundenheit mit Tieren und Menschen, gesunde Liebe bis hin zur bedingungslosen Allliebe	Kaltherzigkeit, Materialismus, Narzissmus
4. N	Herzchakra	Schutz der Nieren und der Aura, gute Stressresistenz	Schlechte Stressresistenz, gereizte Nieren
3. H	Bauchchakra, Oberbauch	Einheit mit dem inneren Kind, Heiterkeit, Spontanität, innerer Reichtum, Liebe für Details und Spiel	Leugnung des inneren Kindes, Lustlosigkeit, Freudlosigkeit, Realitätsflucht, Übergewicht, Drogenkonsum
3. N	Bauchchakra, Unterbauch	Bauchatmung, ruhige und regelmäßige Darmtätigkeit, gesunde Bauchspeicheldrüse	Brustatmung, schmerzhaft gespannte Bauchdecke, Zuckerallergie und Diabetes
2. H	Vitalchakra	Innere Wärme und Hitze, körperliches Lustempfinden, starke Knochen, lustvolle Sexualität	Kalte Extremitäten, schmerzhafte Gelenke, schwache Knochen, Gicht, Impotenz, sexuelle Unlust
1. H	Wurzelchakra	Geborgenheit, Gelassenheit, stabiler Stand, energetische Harmonie	Innere Unruhe, emotionale Instabilität, Restless-Legs-Syndrom, Borderline
1. N	Wurzelchakra	Gesunder Dickdarm, keine unnötige Verhaftung	Verlustängste, Verstopfung, Raffgier und Zwangsstörungen, Messie-Syndrom
8. H	Schwarzes Chakra	Gelassenheit im Angesicht des Todes, Ruhen im Nichts, Leere als Form der Fülle und Fülle als Ausdruck der Leere	Angst vor dem Tod und der Leere
7. N	Kronenchakra	Zirkelschluss, Unendlichkeit des Selbst, stabiler Stand im »Nichts«	Angst vor der Unendlichkeit, das Gefühl, keinen Boden unter den Füßen zu haben

ZWEITER TEIL

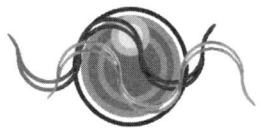

– Erscheinungsformen der Energie –

*»Es ist absolut möglich, dass jenseits
der Wahrnehmung unserer Sinne
ungeahnte Welten verborgen sind.«*

Albert Einstein

Die Chakras

Tore der Energie

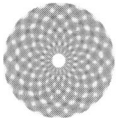

Deine Chakras gleichen strahlend reinen Juwelen, die du vor langer Zeit im dunklen Erdreich verborgen hast. Wieder daraus hervorgehoben und gereinigt, werden sie leuchten, als sei nichts geschehen. Egal was dir widerfahren ist, ihre Leuchtkraft konnte es nicht mindern.

In meiner Wahrnehmung gleicht ein Chakra einer Endlosschleife, die zwei schneckenförmige Tore bildet, aus deren gemeinsamem Zentrum das Chi strömt. Die Farbe des Chi entspricht den Funktionen des Chakras. Zusammen bilden die spiralförmigen Trichter eine leuchtende Sphäre, die als Vielfaches der Goldenen Spirale einer Blüte gleicht. Ihr Formspiel, das sein Innerstes nach außen stülpt, erinnert an das Magnetfeld der Erde. Wie unser Planet besitzt auch jedes Chakra einen negativen und einen positiven Pol, um sich wie ein Dynamo zu drehen. Ohne die Drehung keine Energie und ohne Energie keine Drehung. Die Impulse für die Drehung der Chakras entstammen dem Absoluten Bewusstsein, das im Zentrum als weißes Licht des Gewahrseins erstrahlt. [Farbabbildung 7]

Primär nehmen wir die Lebensenergie also nicht auf – wie oft behauptet wird –, sondern produzieren sie selbst. Zwar umgibt und durchdringt uns die Lebensenergie, und als von ihr beseelte Wesen wechselwirken wir mit ihr. Doch entstammt sie nicht der vierten Dimension, in der wir uns subjektiv bewegen, sondern der raumlosen Dimension des Absoluten Bewusstseins. Unsere

Chakras sind Pforten zu dieser Dimension und damit zur Quelle des Chi. Jede Situation in unserem Leben kann unsere Chakras öffnen oder verschließen. Dieses Öffnen und Verschließen der Chakras gleicht dem Vergrößern und Verkleinern der Augenlinsen. Sind wir entspannt, weiten sich unsere Augen, ebenso wie die Chakras. Sind wir gestresst, verengen sie sich. Die Welt betrachten können wir mit beidem, Chakras und Augen. Mit den Augen siehst du die Welt der Materie und mit den Chakras die Welt des Bewusstseins. Je entspannter du bist, desto mehr kannst du sehen.

Du kannst nur so viel Chi in dich hinein- und aus dir herausströmen lassen, wie es der Adaption deines Bewusstseins entspricht. Wenn dein Herzchakra nicht daran gewöhnt ist, Liebe zu empfangen, wird es sich ängstlich dieser Energie verschließen, wie dein Auge, wenn es geblendet wird.

Chi, das aus dem Zentrum deiner Chakras strömt, ist mit deinem Energiekörper verbunden. In seinen Bewegungen interferiert es mit deinem individuellen Körper ebenso wie mit dem Bewusstseinsfeld. Wie viel Chi dir zu Verfügung steht, ist von so vielen Faktoren abhängig, dass ich sie nicht einzeln aufzählen möchte. Doch sowie das Chi aus dem Zentrum deines Chakras seinen Weg in die vierdimensionale Welt gefunden hat, kannst du es im Körper verteilen, mit anderen tauschen, verlieren oder spenden. Chi ist bedingungslos wie alles im Universum. Selbst der kleinste Grashalm im Boden versucht, dich zu heilen, dir die Energie der Liebe zu geben, wenn sie dir fehlt. Wer von Energieräubern und Chi-Vampiren spricht, vergisst, wie selbstlos die Natur der Dinge ist, der wir entstammen. Harmonie zu erzeugen und Gleichgewicht herzustellen, ist das oberste Prinzip des Universums.

Farbe und Frequenz des Chi sind identisch. Die farbigen Muster, die unsere Aura aufweist, haben wir durch unsere guten und schlechten Erfahrungen gesammelt. Über das Chi steht unser individuelles Bewusstsein mit allen Bewusstseinsformen in Kontakt. Chi ist wie gesagt rhythmisch fluktuierende Potenzialität, deren Frequenz über seine Funktion entscheidet. Diese

Funktion wird erzeugt und aufrechterhalten, ohne sichtbaren Austausch von Energie. Indem das Chi in einem Chakra seiner Farbe entsprechend schwingt, regt es das Chi in seiner Umgebung an, ebenfalls gemäß dieser Frequenz zu schwingen. Je dichter das Chi vorliegt, desto leichter färbt diese Schwingung und damit unsere Gefühlswelt auf unsere Umgebung ab.

Wird Chi gespendet, fließt es entweder wie ein bunter Nebel aus unseren Händen und aus den Chakras in den anderen Körper hinein, oder es wird wie bei der Fernheilung aus dem Bewusstseinsfeld emittiert. Es findet selbst seinen Weg und weiß, wohin es gehört, denn jedes Teilchen ist wie ein kleiner Magnet, der von seiner Frequenz angezogen wird. [Farbabbildung 8]

Von Wut oder Trauer verdunkelte Chakras werden von diesen Gefühlen verschlossen. Es dringt kein Chi ihrer Farbe in die vierdimensionale Welt. Erst wenn ihr Besitzer den Trauerprozess durchläuft, fließt mit den Tränen auch wieder die Energie. Tränen waschen die Seele.

Jedes Chakra ist mit allen anderen verbunden, sie reagieren aufeinander, wie es auch die Energiekanäle tun. Es hilft in der Heilung und Selbstheilung, den Antagonisten desjenigen Chakras zu öffnen, das geöffnet werden soll. Antagonistische Chakras blockieren sich gegenseitig. Unser blaues Kopfchakra bildet den Antagonisten zum orangefarbenen Vitalchakra. Im feinstofflichen Bewusstsein der Aura stoßen sich diese Chi-Farben ab. Eine Tatsache, die jeder aus seiner Alltagserfahrung kennt. Der Kopf blockiert das Vitalchakra, scheint ihm die Situation für eine (sexuelle) Stimulation unangemessen. Wird die Barrikade des Kopfes mit Alkohol durchlöchert, können die Impulse des Vitalchakras wieder durchdringen. Ständig entstehen Impulse, die durch die Ebenen des Bewusstseins steigen und auf jeder Ebene gehemmt, verschoben oder beschleunigt werden können. Meditation bedeutet in diesem Zusammenhang, sich gelassen wie im Kino allen dieser aufsteigenden Impulse gewahr zu werden, ohne ihr Kommen oder Gehen zu verhindern. Impulse, die zugelassen werden, lösen sich von selbst wieder auf. Es sind nur Wellen und Schatten auf dem Ozean des Bewusstseins.

Die bauchseitig liegenden Chakras sind dem Willen zugeordnet und sind stärker Yang, männlich. Die rückseitig liegenden Chakras sind den Gefühlen zugeordnet und sind eher Yin, weiblich. Diese Polarität ist spiegelbildlich zum Meridiansystem unseres Körpers, wo das »Meer der Yin-Meridiane« vorne und das »Meer der Yang-Meridiane« hinten zu finden ist. In der Praxis bedeutet dies, dass die vorderen Chakras mit vordrängender Kraft auf die Umwelt einwirken, während die rückseitig gelegenen Chakras dies mit nachgebender Kraft tun. Dass die nachgebende Kraft des Yin eine ebensolche Stärke enthält wie das vordrängende Yang, wohnt der Weisheit des Aikido inne.

Wenn du ein Gefühl geben kannst, aber Probleme hast, es aufzunehmen, fehlt dir das Yin-Chi des Chakras. Kannst du ein Gefühl aufnehmen, aber nicht geben, fehlt dir das Yang-Chi des Chakras.

Die Abwärtsbewegung des Yin-Chi auf der Vorderseite des Körpers ist mit Entspannung verbunden, mit Spiritualität und Nachsicht. Die Aufwärtsbewegung des Yang-Chi auf der Rückseite des Körpers vergrößert den Tatendrang, die Körperlichkeit und Geschwindigkeit. Übersteigt der Chi-Fluss im Rücken den Toleranzwert, stellt der Betroffene die Borsten auf, katzbuckelt und geht in Angriffsstellung. Er löst den Bodenkontakt seiner ätherischen Wurzeln, um schneller angreifen oder flüchten zu können. Strömt dagegen das Yin-Chi zu stark auf der Vorderseite des Körpers nach unten, zieht es seine Mundwinkel herunter, treibt die Tränen aus den Augen und neigt ihn zur Erde. Der Betroffene wird empfindlicher und zugleich offener für die spirituelle Welt.

Diese kleinen und großen Energiekreisläufe des Körpers können sich umdrehen oder willentlich umgedreht werden. Körperlich bereitet alles, was auf der Vorderseite des Körpers aufsteigt, Lust: ein Lächeln ebenso wie das Schwellen der Geschlechtsorgane. Steigt das Chi entgegen der normalen Flussrichtung auf der Vorderseite des Körpers nach oben, entsteht Hitze. Chi, das auf der Rückseite des Körpers nach unten fließt, macht den Körper schwerer und empfänglicher für die Aufnahme von Energie. Dieser umgekehrte Kreislauf des Chi wird von den meisten Menschen als erschöpfend empfunden und stellt keinen Dauerzustand dar. Chi, das reibungslos fließt, erzeugt ein Gefühl der Körperlust und Lebensfreude. Während es fließt, entsteht ein spezifischer Ton, der seiner Frequenz entspricht. Das Wurzelchakra brummt wie das Blasinstrument eines Aborigines, das Herzchakra klingt mittelhoch, in etwa wie eine Panflöte, und das Kronenchakra singt so hell, als bestünde sein Ton aus Licht.

Die Hellhörigkeit ist weniger bekannt als die Hellsichtigkeit, obwohl ihre Resultate der Hellsichtigkeit in nichts nachstehen. Vielleicht kennst du die Ohrgeräusche (Fiepen), die manchmal während des Gähnens entstehen. Diese Töne sind keine Störgeräusche, die das Ohr erzeugt, so wenig wie die Wahrnehmung der Aura einer Korrektur der Sehschärfe bedarf.

Wer seine Hellhörigkeit verfeinern möchte, sollte auf Töne in seinem Körper achten, die wie singende Weingläser klingen. Die Frequenz der Chakras erzeugt Töne wie verschieden gefüllte Weingläser, deren befeuchtete Ränder zum Schwingen gebracht werden. Ein klarer Ton wird nur von einem rund drehenden Chakra erzeugt. Verrauschte, stotternde oder in zwei Tonlagen schwingende Töne klingen deutlich nach einer Störung.

Mit dem auditiven Zugang zum Energiekörper kannst du sämtliche Chakras gleichzeitig synchronisieren. Statt nur auf einem Meridian wie einer Geigensaite zu streichen, kannst du gleichsam Symphonien der Lebensenergie arrangieren. Mit etwas Übung schwingt dein ganzer Körper in den Tönen, die du vorgibst.

Yin und Yang sind unendlich. Dies ist das allgegenwärtige Prinzip der Polarität; jedes noch so kleine Plus besitzt ein ebenso kleines Minus. Ich kann jedem Gegenstand und jeder Eigenschaft eine Yin- oder eine Yang-Qualität zuschreiben und je tiefer mein Blick reicht, desto mehr dieser Qualitäten werde ich finden. Die mehr maskuline oder eher feminine Seite der Dinge zu betonen, ergibt demnach nur in einem Kontext Sinn. Willst du ein heilsames Ergebnis erzielen, solltest du wissen, wie du die verschiedenen Yin- und Yang-Teile so zusammenfügst, dass Harmonie entsteht. Die Geheimnisse des Universum liegen offen vor deinen Augen. Sie sind simpel und schön. Eine Blume braucht Wasser, um zu blühen. Ein Herz benötigt Liebe, um zu wachsen. Und deine Seele schließt alle Energiefarben zusammen, um erleuchtet zu sein.

Während ungleiches Chi sich anzieht und gleiches Chi sich abstößt, entsteht unter harmonischem Yin und Yang die entgegengesetzte Drehung der Chakras automatisch. Bei Frauen drehen die Chakras spiegelverkehrt zu den männlichen. Ihr Vital-, Herz-, und Kopfchakra sind offen und anziehend, während das Vital-, Herz-, und Kopfchakra der Männer geschlossen und abgebend ist.

Um mich selbst von der Existenz des Chi und seiner Ströme zu überzeugen, übte ich mich in der Telekinese. Um ein gefaltetes Stück Papier auf einer Nadelspitze in kreisrunde Bewegung zu versetzen, nutze ich das orange Yang- und Yin-Chi meines Vitalchakras. Seine Impulse gleiten kreisförmig entlang den Magenmeridianen links (Yin) und rechts (Yang) meine Körperhälften hinunter. Wenn ich diese kreisförmige Bewegung des Chi aus meinem Körper heraus auf die kleine Fläche des Papierrades projiziere, beginnt es zu schaukeln und sich zu drehen, und zwar rechts herum, weil das Yang-Chi meines Vitalchakras naturgemäß stärker ist. Möchte ich das Rad in die andere Richtung drehen, kann ich den Chi-Fluss in meiner linken Körperhälfte verstärken, womit das Yin-Chi dominanter wird. Die telekinetische Bewegung der Objekte ist synchron zu der Energiebewegung in meinem Körper. Die Farben und Farbmuster, die das Papierrad dabei annimmt, gleichen in meiner Wahrnehmung einer kleinen Energiekörper-Projektion.

Fortgeschrittener ist es, die Drehbewegung direkt im Chakra zu komprimieren und über die Hände auf das Papierrad zu projizieren. Die Drehung ist schneller und die Impulse stärker.

Der fleischliche Körper stellt eine Barriere für die hochfrequenten Impulse des Chi dar. Ich denke, diese dient unserem eigenen Schutz. Der Körper setzt üblicherweise die Impulse des Chi in Bewegungen um. Blockaden wurden von Wilhelm Reich aus diesem Grund auch als »eingefrorene Bewegung« bezeichnet. Starke Impulse bedeuten für unsere Muskeln schnelle und kräftige Bewegungen. Würde unser materieller Körper den hochfrequenten Impulsen des Chi keine Grenze setzen, könnten wir unwillkürlich so starke Bewegungen auslösen, dass wir uns ernsthaft verletzen.

Jeder mögliche Effekt, den wir mit Chi erzeugen können, setzt sich aus diesen drei Phasen zusammen: Analyse – Konzentration – Projektion. Du wählst das Chakra und die ihm zugehörigen Energiekanäle aus, öffnest dich für seine Yin- und seine Yang-Seite, verstärkst den benötigten Teil und projizierst ihn auf das Objekt, das du verändern, bewegen, entzünden oder heilen möchtest. Ob du das Gewünschte erreichst, steht und fällt jetzt mit der Dichte des Chi, die du meditativ vergrößern kannst.

Durch die Kombination des Yin und Yang eines Chakras erhältst du Zugang zu seinen energetischen Aspekten. Durch die Kombination des Yin und Yang mehrerer Chakras vervielfachen sich diese Möglichkeiten, wie auf der Palette eines Künstlers.

Der menschliche Energiekörper spiegelt sich auf jeder Körperfläche den Reflexzonen entsprechend. Jeder dieser Reflexzonen spiegelt wiederum den Zustand eines Chakras und der ihm zugehörigen Meridiane. Es ist eine sich selbst bis ins unendlich Kleine wiederholende Ordnung.

Yin- und Yang-Chi eines jeden Chakras ziehen sich naturgemäß an, während sich Yin und Yin sowie Yang und Yang abstoßen. Dieses Gesetz der Anziehung und Abstoßung kumuliert sich vom kleinsten Teil der Welt über die Organe bis zum zwischenmenschlichen Bereich. Der materielle Körper ist hierin eine Ausformung des energetischen Körpers und der energetische Körper eine Ausformung der energetischen Signatur. All diese Körper wechselwirken miteinander.

Jedes Chakra und jeder ihm zugehörige Meridian entspricht dabei einem Teil deines Selbst, der sich in sämtlichen Funktionen äußern kann. Sie können sprechen, schmerzen, kribbeln, Töne, Lichter oder Gefühle erzeugen. Jeder Mensch besitzt darüber hinaus ein Chakra, worin der Fokus seines Bewusstseins ruht.

Bei uns Deutschen ist es häufig das Kopfchakra. Bei anderen das Herz oder der Bauch. Die Chakras sind für das relative Bewusstsein wie Zimmer in einem Haus, in die du dich zurückziehen, in die du hineinschauen oder die du verschließen kannst. Seitdem ich die Türen meiner Zimmer geöffnet habe, sehe ich mit geschlossenen Augen die energetischen Prozesse jedes Chakras simultan. Als leicht Hellhöriger kann ich das Kreisen – und Stottern – der Chakras auch hören. Je tiefer die Frequenz des Chakras liegt, desto sanfter und nachhaltiger synchronisiert es die Schwingung der anderen. Zusammen klingen sie wie der helle Gesang der Sphären, als würde ein Finger über die verschieden großen Glasschalen des Bewusstseins streichen. Der Anblick gleicht einer kosmischen Blüte, die gleichmäßig und auf jedes ihrer farbigen Aspekte abgestimmt die Schöpfung entfaltet.

Je schneller das Chi schwingt, desto ungebundener und lichtähnlicher wird es. Die Liebe schwingt genau in der Mitte und verbindet das Materielle mit dem Spirituellen. Besonders in der heutigen Zeit versuchen viele, ihre Liebe über den materiellen Besitz dauerhaft an sich zu binden. Kaufen sie sich etwas Schönes, öffnet dies vorüberübergehend ihr Herzchakra und sie fühlen sich geliebt. Leider währt dieser sonnige Zustand nicht lange und die dunklen Wolken ziehen wieder herauf. Der Wunsch entsteht, etwas Neues, noch Schöneres zu kaufen.

Je schneller das Chi fluktuiert, desto flüchtiger ist seine Erscheinungsform und desto rascher kann es Strukturen hervorbringen und wieder auflösen. Je langsamer es also schwingt, desto starrer sind seine Erscheinungsformen, die schwer wieder aufzulösen sind. Im Kapitel »Kundalini-Erweckung« erfährst du, wie du in Verbindung dieser beiden Kräfte einen flüchtigen Zustand strukturierst. [Farbabbildung 9]

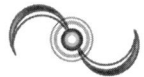

Übung der Chakra-Wahrnehmung

Konzentriere dich auf deine Körperwahrnehmung, auf ein Chakra oder einen – bei einem Chakra liegenden – verspannten Bereich. Sage laut zu diesem Bereich einen der folgenden Sätze: »Ich schenke dir Geborgenheit.« – »Ich schenke dir Macht.« – »Ich schenke dir Stärke.« – »Ich schenke dir etwas Schönes.« – »Ich schenke dir etwas, das du liebst.«

Fühle in dich hinein: Auf welche dieser Aussagen reagiert dein Körper? Schenke ihm mehr davon. Verbildliche das Geschenk möglichst detailliert. Welche Farbe, welche Form, welchen Wert hat es für dich? Welches Chakra fühlt sich davon angesprochen?

Irrgarten der Seele

In jeder »guten« Depression gibt es diesen Augenblick, in dem sich der Umdüsterte ausschütten könnte vor Lachen über die wirr-wahren Gedanken, die ihm seine Krankheit einflüstert. Gemeint sind die pechschwarzen Nächte der Seele, die aufsteigen wie Wasser, bis Herz und Kopf umschlossen sind, worauf das Dunkle darin zu raunen beginnt.

Jeder Erleuchtete berichtet davon, dass der Schmerz und das Leid, das die Menschen erleiden, mental und illusionär ist und dass die Erkenntnis der wahren Natur augenblicklich davon befreit. Das klingt so, als würde ein Schwerkranker einen Arzt aufsuchen, der diesem lächelnd zurät, die heftigen Schmerzen, an denen er leide, seien eingebildet.

»Sobald Sie aufhören, sich die Schmerzen einzureden, werden sie verstummen«, sagt der Arzt.

»Wie soll ich aufhören, mir die Schmerzen einzureden, wenn die so laut schreien?«, könnte der Patient zu Recht erwidern.

Die Aufmerksamkeit meiner tiefer liegenden Bewusstseinsschicht gleicht einer unscharf gestellten Linse. Alles ist verschwommen. Ich bin ein ungelöstes Puzzle. Die Unklarheit ängstigt mich und die Angst führt zu chronischen Verspannungen. Indem ich mich konzentriere, entspanne ich mich. Ich stelle die Linse in mir scharf, und plötzlich bin ich erholt und ausgeschlafen. Meine Entspannung ist also eine Frage der Konzentration und nicht, wie ich glaubte, der geistlosen Zerstreuung.

Erleuchtung suchen – das gleicht in gewisser Hinsicht dem Stolpern und Tasten durch ein dunkles Labyrinth. Ich suche einen Ausgang aus den Umwegen des Lebens. Mit gewellter Stirn und zusammengekniffenen Augen meditiere ich, verbissen nach einem Ausweg suchend – bis ich irgendwann aufgebe.

Erleuchtung kann nicht erreicht werden. Als Vorstellung ist sie wie ein Goldtopf am Ende des Regenbogens, die wahre Schönheit blind vor Augen: der Regenbogen. Die Freiheit ist kein Erfolg, sondern der Zustand. Der Zustand ist immer gleich, allein wir pendeln um ihn herum.

Ein Leben lang habe ich geredet, jetzt höre ich zu. Ein Leben lang habe ich mich gebildet, jetzt lasse ich mich los. Wenn ich der Irrgarten bin, kann ich ihn jederzeit verlassen.

Die Lüge kostet mehr Kraft als die Wahrheit. Wut ist anstrengender als Entspannung. Angst ist auslaugender als Liebe. Die Ruhe verströmt sich von selbst.

Übung zum Wahrnehmen des Chi

Atme sämtliche Chakra-Farben (siehe Farbabbildungen 11a und 11b) tief in dich hinein. Lass dir Zeit für jede Farbe. Beginne mit Schwarz und ende mit Weiß. Stelle dir die Farben möglichst intensiv vor, bis sie deinen ganzen Körper erfüllen. Welche Gefühle lösen die Farben in dir aus? Welcher Körperteil fühlt sich von einer Farbe besonders angesprochen? Verändert die Farbe deine visuelle Wahrnehmung?

»Während eines Aura-Seminars haben wir versucht, das Energiefeld anderer Leute zu spüren. Ich hätte nicht gedacht, dass es so stark sein kann! Als hätte meine Freundin einen starken Magneten in ihrem Bauch und ich in meiner Hand und diese beiden Magneten würden sich abstoßen. Was ich wahrnahm, glich ganz dünnem Dampf, der ihren Körper umhüllte.«

Agnes L.

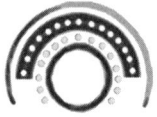

Ätherisches Licht. Epiphyse, Hormon: Serotonin.
Ultraschall, Fernheilung, Photokinese,
energetischer Fokus.

Auf dem Thron der Seele sitzt der Urpunkt der Welt. Es gibt unendlich viele Wesen, aber nur eine Seele. Es gibt unendlich viele Welten, aber nur eine Quelle. In diesem strahlenden Punkt sind wir alle mit allem verbunden. Das hochfrequente Chi des Kronenchakras reinigt, transformiert und verstärkt sämtliche energetischen Prozesse innerhalb und außerhalb unseres Körpers. Dieses Chi ist dem natürlichen Licht so ähnlich, dass sehr gläubige Menschen energetisch betrachtet im Dunkeln leuchten. Spirituelle Menschen erhellen – im wahrsten Sinne – die Welt.

1976 bewies Fritz-Albert Popp in Zusammenarbeit mit Bernhard Ruth, dass sämtliche Körperzellen Biophotonen ausstrahlen. Eine Entdeckung, für die Fritz-Albert Popp den Nobelpreis verdient hätte, doch stattdessen seine Kündigung von der Universität Marburg erhielt. Einige Heiler können diese messbare Biophotonen-Emission bewusst verstärken, indem sie die Heilenergie in ihren Handflächen bündeln. Die Heilerin Rosalyn Bruyere wurde einem solchen Test mittels eines hochempfindlichen Photonendetektors unterzogen. Wie erwartet, stieg ihre Biophotonen-Emission rapide an, Mal um Mal, wenn Bruyere bewusst Heilenergie aussandte.

Licht ist in der Welt des Chi ein Nebenprodukt, ebenso wie elektromagnetische Wellen. Je schlechter das Chi als reine

Bewusstseinsenergie wirken kann, desto mehr Nebenprodukte entstehen. Spürbar ist dies in den chronischen Muskelspannungen, Knoten und Schwellungen, die unseren Körper verhärten. Werden die Flüsse des Bewusstseins gebremst, entsteht Reibung und der Mensch steht »unter Strom«.

Stress, egal in welcher Form, lässt den Körper vorzeitig altern, schwächt das Hormon- und Immunsystem und stört die emotionale Balance. Erst die Rückbesinnung auf das Chi – bewusst oder unbewusst im Schlaf – verringert seine Reibung im Körper und damit den organischen Verschleiß.

Alle Ereignisse entfalten sich jenseits von Raum und Zeit, finden aber in ihnen statt. Was viele Menschen als evolutionäre Entwicklungen wahrnehmen – und als solche bewerten –, sind für das Absolute Bewusstsein gleichförmige Stadien seines ewigen Blühens. Sein weißes Chi enthält sämtliche Farben und wird von den tieferen Bewusstseinsschichten als göttlich wahrgenommen. Es kann alles heilen und sehen.

Seine antagonistische Verbindung zum Wurzelchakra ist aus der indischen Kundalini-Erleuchtung bekannt. Werden das schnell schwingende Kronenchakra und das langsam schwingende Wurzelchakra miteinander versöhnt, schließt sich einer der wichtigsten Kreisläufe des Chi, der entlang dem Zentralkanal nahe der Wirbelsäule verläuft.

Ich sehe das Kronenchakra als die Quelle einer Formation, die ich »energetischen Fokus« nenne; er kann als Lupe des Bewusstseins oder Zentrum unserer Aufmerksamkeit verstanden werden. Es handelt sich um eine Art »Linse« aus Chi, die in unserer Aura umherwandert, und die alles, was sie betrachtet, vergrößert, verändert, heilt oder blockiert. [Farbabbildung 20]

Das Kreisen dieser energetischen Lupe kannst du fühlen und lenken lernen. Überall wo gerade das Zentrum deiner energetischen Aufmerksamkeit liegt, findet eine Verstärkung und Vergrößerung der Prozesse statt. Der Meridianbereich leuchtet stärker auf und die Aura verdichtet sich. Du wirst dir subjektiv dieses Aspektes deiner Persönlichkeit stärker gewahr, was positive oder negative Empfindungen in dir auslösen kann. Diese umherschweifende Lupe weicht instinktiv blockierten Bahnen aus, wird von ihnen zurückgeschickt, verlangsamt oder festgehalten. Die Aufmerksamkeit der Menschen verhakt sich gern. Bleibt der Fokus der Aufmerksamkeit stehen, ohne den Energiekörper zu heilen, grübelt der Betroffene lange über etwas nach, ohne eine emotionale oder energetische Lösung für das Problem zu finden.

Für mich ist dies ein Sinnbild des menschlichen Dilemmas. Wir alle sind erleuchtet, doch weder handeln noch fühlen wir dieser innersten Wahrheit entsprechend. Es ist immer das Göttliche in uns, das die menschlichen Probleme betrachtet. Und es ist immer das Göttliche in uns, das diese Probleme verursacht oder heilt. Die Quelle bleibt gleich, allein die Deutung der Eindrücke wechselt. Nicht alles, was unser Leiden mildert, heilt uns vom menschlichen Leid. Und nicht alles, was uns vom menschlichen Leiden befreit, lindert unseren Schmerz …

Die Reinheit des Chi bewirkt den Unterschied zwischen Freude und Leid, Befreiung und Verhaftung. Jegliches Leid, sei es körperlich oder geistig, sehe ich als ein charakteristisches Muster, das die Aura und den Energiekörper des Betroffenen deformiert oder blockiert. Die Heilung dieser energetischen Körper erfolgt stets im Bewusstsein, sei es in dem des Besitzers oder in dem des Heilers.

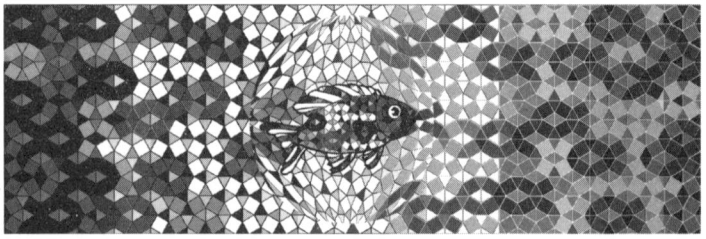

Im Holoversum gibt es keinen Effekt, keinen Zustand und keine Änderung, die nicht aus dem Bewusstsein hervorgingen. Und wer sich selbst transformiert, transformiert das Umfeld, in dem er lebt. Erst psychisch, dann physisch.

Die Lücke in der Wirklichkeit

Jeder von uns enthält seine Zukunft, wie eine Raupe ihre Flügel enthält. Sie existiert als ein Versprechen, eine Ahnung bisweilen, dass der Tag kommen wird, an dem sich unsere Möglichkeiten entfalten.

Ich lebe noch. Ohne ein Gefühl der Schwere, des Oben oder Unten, aber ich lebe. Alles ist ruhig. Ich öffne die Augen und bin eine seltsame Struktur. Ein flaches Mosaik aus Farben. Ordnung und Chaos sind makellos ineinandergreifende Stücke eines Puzzles. Ich bin dieses Puzzle, und das Bild, das ich zeige, ist mein vierdimensionaler Körper. Aber das bin nicht mehr ich. Der Körper ist wie eine Erinnerung, durchlässig wie Glas. Ich bin ein Mosaik und alles, was geschieht, ist Teil von mir, unendlich oft in mir enthalten. Sobald ich mich auf eine Farbe konzentriere, vergrößert sie sich, wächst und beginnt, millionenfach gebrochen, auch weit entfernte Teile zu färben. Ich fühle sie. Das bin alles ich.

Mitten in diesem Spiel, von dem ich weder Anfang noch Ende kenne, frage ich mich, woher die Farben kommen, mit denen ich spiele. So halte ich inne. Plötzlich fühle ich etwas, das ich nur noch als vage Erinnerung kenne: Raum. Ich besitze eine Tiefe, die ich ganz vergessen habe. Wie ein Loch in der Wirklichkeit öffnet sie sich, ewig, ohne Namen, ohne Worte. Sie strahlt gleißend hell. Ein Leuchten, nicht von dieser Welt. Wenn diese andere Seite real ist, bin ich es nicht. Ich wünsche, auf dieser anderen Seite zu sein. Ich wünsche mich hinter die Welt. Ich öffne meine Augen und bin an einem Ort, weder flach noch geräumig, ohne Körper, ohne Begriffe. Es gibt nichts über mich zu sagen, außer dass ich bin. Das ist die Mitte, das Zentrum, die Quelle.

Körper, Gefühle und Wissen haben hier keine Struktur. Sie liegen rein vor wie Licht. Jede Abweichung von dieser »formlosen Form« wäre nutzlos. Ich brauche keine Gedanken zu formulieren. Es wären Gedanken über das, was ich bin. Es bedürfte einer festeren Form, um sie auszudrücken, und einer noch festeren Form, um sie wahrzunehmen, und einer Mischung aus Form und Formlosigkeit, damit ich verstehen kann, was ich da über mich sage und meine.

Wie ich sehe, haben meine Gedanken bereits Form angenommen und ich erblicke die Welten, die ich bin, und die Körper, die ich bin, und den Menschen, der ich bin.

– Kopfchakra –

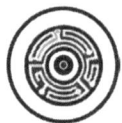

Ätherisches Wasser. Hypophyse, Augen, Sehen, Imaginieren, vegetatives Nervensystem, energetische Kälte, Drittes Auge, Fernwahrnehmung, Kryokinese.

Das Kopfchakra ist der Bildschirm unseres Bewusstseins. Gereinigt gleicht dieses Chakra einem blauen Sternenhimmel in klarster Nacht. Jeder der blinkenden Sterne ist ein Neuron, bereit, das holografische Kino aufschimmern zu lassen. Willst du die Klarheit dieser Projektionsfläche erfahren, solltest du die Lücke zwischen deinen Gefühlen und Gedanken vergrößern. Zwischen jedem Gedanken, der kommt, und jedem Gedanken, der geht, ist eine kleine Lücke, in der du weder denkst noch fühlst. Wie durch die Löcher in einer Wolkendecke strahlt hier das Blau des klaren Himmels hindurch.

Diese Lücken vergrößern heißt, das Kopfchakra in seinem innersten Kern zu entspannen. Die Entspannung des Chakras erweitert die Wahrnehmung des Augenblicks und lässt kühles Chi in deinen Kopf fließen. Je entspannter du wirst, desto kühler ist dein Kopf. Deine innere Wahrnehmung wird weit und leer wie ein geöffnetes Auge, das weder etwas fokussiert noch etwas außer Acht lässt. Deine Gedanken werden sichtbar, quellen wie Wolken am Himmel, sie kommen und gehen, ohne etwas zu nehmen oder zu geben. Für einen befreiten Geist stellen Gedanken keinen Anlass für emotionale Reaktionen dar. Ist der Kopf leer, kann er mit der Welt gefüllt werden. Daher ist die Reinigung des Kopfchakras der Schlüssel zur außerkörperlichen Wahrnehmung.

Konzentrierst du dich auf dieses Chakra, kannst du spontan eine außerkörperliche Erfahrung machen. Wie einer meiner Klienten treffend sagte, ist es »das Auge im Kopf, das unabhängig vom Körper bewegt werden kann«. Du umkreist wie ein Satellit deinen in Meditationshaltung dasitzenden Körper.

Ist die Projektionsfläche in deinem Kopf gereinigt, wird deine innere und äußere Wahrnehmung klarer. Das Dritte Auge kann sich öffnen, sobald du genügend mental entspannt bist, diese übersinnlichen Reize zu verarbeiten.

Gehe ich spazieren, kann ich die materielle Wirklichkeit, die sich mir mit meinen beiden Augen bietet, mit meinem Dritten Auge transparent werden lassen wie einen halb durchsichtigen Spiegel. Ich sehe sowohl die materielle Form der Dinge als auch die immateriellen Vorgänge darum und darin. Bäume und Menschen werden durchsichtig, beinah wie bemaltes Glas, und je heller das Chi in ihnen erstrahlt, desto reiner ist ihr energetischer Zustand. Schatten, die ihren Chi-Fluss verdecken, sind Blockaden. Ich kann nicht hinter oder in die Blockaden sehen. Es findet keine Resonanz damit statt.

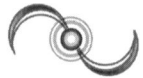

Das allsehende Auge

Die Angst der Amerikaner vor den Russen im Kalten Krieg löst ein parapsychologisches Wettrüsten aus, das ebenso spannend ist wie bizarr. Die Vermutung der Amerikaner, der KGB sei im Besitz von PSI-Agenten, die den Herzschlag hochrangiger US-Beamten kraft ihrer Gedanken stoppen könnten, veranlasst das Pentagon, eigene PSI-Forschung zu betreiben. 1970 startet das Stanfort Research Institut in Kalifornien Versuche mit medial Begabten und Sensitiven. Wissenschaftler und Künstler, darunter mehrere Nobelpreisträger, entwickeln das heute als »Remote Viewing« bekannte Verfahren der Fernwahrnehmung.

Als hochbegabter Remote Viewer erweist sich der Leutnant Joe McMoneagle. Als diesem im Oktober 1979 Satellitenfotos eines großen Gebäudes im Norden der Sowjetunion vorgelegt werden, bewegt er sich im Geiste dorthin. Was er sieht, ist erstaunlich. Er beschreibt und zeichnet ein U-Boot gigantischen Ausmaßes. In seinen Skizzen besitzt das U-Boot ein flaches Achterdeck mit verschließbaren Geschützrohren. Seinen Angaben gemäß handelt es sich bei diesen Geschützrohren um die Abschussvorrichtung für bis zu zwanzig Interkontinentalraketen.

Das Verteidigungsministerium prüft seine Angaben und kommt zu dem Schluss, dass es technisch unmöglich sei, ein solches U-Boot zu bauen. Zudem steht das Gebäude nicht am Meer. Wie sollte dieser Riese aus Stahl ins Wasser gelangen? Der Leutnant prophezeit, dass die Russen in vier Monaten einen Kanal sprengen werden, durch den das U-Boot auslaufen werde.

Und tatsächlich. Pünktlich zum Januar 1980 gleitet das Unterwasser-Schlachtschiff der brandneuen Typhoon-

Klasse in den Ozean. Die Satellitenbilder der Amerikaner zeigen deutlich das flache Achterdeck des Bootes sowie die zwanzig Geschützrohre.

– Halschakra –

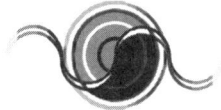

Ätherische Luft. Lymphknoten, Hormon: Thyroxin.
Ohren, Stimmbänder, Hören, Sprechen, Weite der
Wahrnehmung, Hellhörigkeit, Audiokinese, Aerokinese.

Wie aus dem Tierreich bekannt, ist der Hals der Bereich des Vertrauens. Wer ihn freilegt, öffnet sich und gibt seine empfindlichste Stelle preis. Energetisch ist der Hals die Verbindung zwischen den Gedanken und den Gefühlen sowie dem Körperinneren und dem Körperäußeren. Es ist das Chakra der Offenheit. Offenheit für unsere Empfindungen, Offenheit für Situationen, Offenheit für die unendlichen Alternativen der Realität.

Konzentration bündelt die Aufmerksamkeit und grenzt sie auf einen bestimmten Bereich ein, während die Achtsamkeit unsere Aufmerksamkeit kreisförmig ausbreitet. In einem Bild ausgedrückt, wäre Konzentration demnach punktförmig, während ich Achtsamkeit als eine Fläche darstellen müsste. Je höher die Konzentration, desto kleiner wäre der Punkt, aber je weiter die Achtsamkeit, desto größer wäre die Fläche.

Ich schicke das voraus, um zu erklären, worin der entscheidende Unterschied zwischen dem Halschakra und den übrigen Chakras liegt. Es ist eben diese paradoxe Eigenschaft: Je dichter das hellblaue Chi ist, desto stärker ist seine ausweitende Wirkung. Das hellblaue Chi des Halschakras öffnet die Blockaden, damit die übrigen Chakras sie reparieren können.

In der Heilung menge ich jeder Energie, die ich gebe, einen Teil hellblauer Energie bei, um die Offenheit des anderen Energiekörpers sicherzustellen. Das hellblaue Chi des Halschakras ist der Universalschlüssel des Bewusstseins; mit ihm öffnen wir Tür und Schloss. Mit dem Halschakra erschließen wir selbst solche Blockaden, für die wir emotional keine Antwort haben. Wer offen genug ist, kann mit allem umgehen, egal wie bitter, schrecklich oder ernüchternd es sein sollte.

Philosophisch birgt das Halschakra aufschlussreiche Betrachtungsweisen. Die Wirkung des Chakras offenbart, dass die »Suche nach etwas« nichts als die Flucht vor etwas anderem ist. Wer das eine haben will, vernachlässigt gezwungenermaßen das andere. Erst die Offenheit, beides in sich zu verbinden, löst den Konflikt. Jetzt steht die Freiheit wieder am Anfang und am Ende – und der Zwang, nur wie ein Zitat, dazwischen. Solange Erfolg unser Ziel ist, wird auch die Angst überwiegen, denn der Wunsch, erfolgreich zu sein, wird die Angst zu versagen hervorbringen. Schließen wir indes den Wunsch des Erfolges mit der Offenheit des Versagens zusammen, entsteht etwas Neues, das angstfrei mehr Gewinnaussichten zeigt als der reine Leistungswunsch zuvor.

Die Offenheit ist unser bester Schutz, so wie Liebe unser stärkster Schild ist. In konzentrierter Form verhält sich das hellblaue Chi wie ausweitender Rauch. Jeder emotionale Angriff und energetische Diebstahl greift in die Leere und verliert Substanz. Die Meridiane des Halschakras sind die der Lunge und der Lymphen. Zigarettenkonsum, Allergien und Asthma sind deutliche Hinweise auf eine Blockade.

– Herzchakra –

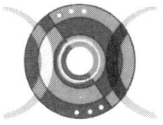

Ätherisches Blut. Herz und Thymusdrüse, Hormon:
Thymosin. Hände, Haut, Tastsinn, Telepathie,
energetisches Feingefühl, Biokinese.

Der Tresor des Herzens beherbergt wohl den empfindsamsten
Schatz, den die Seele vor den Zugriffen der Welt verbirgt. Wer
ihn schon einmal für einen bestimmten Menschen geöffnet hat,
weißt jedoch, dass seine Schätze grenzenlos sind. Das Herz sendet und empfängt sensible Felder, die jede Pflanze, jedes Tier und
jeder Mensch erwidert. Was wir mit Liebe pflegen, wird gedeihen, und was uns am Herzen hängt, eine Wunde reißen, sobald
wir es verlieren.

Zugleich ist das Herz der Ort der energetischen Metamor-
phose. Was wir hineinlassen, verwandelt sich in Liebe. Die
Abneigungen gegen Orte, Menschen und Situationen werden
hier ebenso transformiert wie die seelischen Wunden, deren
Schwingungen wir von anderen empfangen.

Verbindungen, die wir mit dem Herzchakra knüpfen, sind
die stärksten, die es gibt. Telepathische Verbundenheit mit dem
Liebsten sind vielen Menschen bekannt. Als würde die gleiche
Wonne und der gleiche Schauder über unsere Herzen laufen,
empfinden wir, was unsere Liebsten empfinden. Weniger bekannt
ist, dass wir diese Verbindung bewusst erschaffen können, indem
wir energetisch mit jemandem verschmelzen. Wenn du etwas tief
ins Zentrum deines Herzens hineinlässt, wirst du fortan deine
Empfindungen mit ihm teilen.

Dr. August Stern erinnert sich an die Experimente des KGB zur Überprüfung dieser bioenergetischen Informationsübertragung. Jungen Kätzchen seien Stromstöße versetzt worden, um herauszufinden, ob ihre drei Stockwerke über dem Labor untergebrachten Mütter telepathisch auf die Empfindungen ihrer Jungen reagierten. Aufgrund der positiven Ergebnisse wurden die Testbedingungen verschärft. Pawel Naumow berichtet, junge Kaninchen seien von ihrer Mutter getrennt und in einem Atom-U-Boot tief unter den Atlantik geschickt worden. Die Gehirnströme der Mutter zeichneten die Wissenschaftler im Labor auf. Zu einem festgelegten Zeitpunkt wurden die jungen Kaninchen an Bord des U-Bootes der Reihe nach getötet. Die Hirn- und Herzströme der Kaninchenmutter schlugen signifikant aus, sobald eines ihrer Jungen starb.

Besser dokumentiert und dennoch unerklärt ist die telepathische Verbindung zwischen Hund und Herrchen. In mehreren überprüften Fällen schienen die Hunde sekundengenau zu wissen, wann ihre Herrchen nach Hause kamen, selbst wenn dies zu unregelmäßigen Zeiten oder spontan geschah.

Die Energie der Liebe ist unsere stärkste Verbindung und größte Heilkraft. Wer sein Herzchakra öffnet, empfängt und verströmt göttliche Liebe. Eine Liebe, die absolut ist und rein, die keine Unterschiede oder Bedingungen kennt. Diese bedingungslose Liebe ist der strahlende Kern jeder Liebe, die wir in feineren Schattierungen für Freunde, Ehepartner oder Kulturobjekte empfinden. Es ist eine angstfreie Liebe, weit und offen wie der Ozean. Ein Meer aus Licht, Wärme und Toleranz. Eine Liebe, befreit von den Ansprüchen, Sorgen und Nöten, die wir allgemein an sie knüpfen. Eine Liebe, die nicht aufhört, gegen die bestehenden Widerstände zu branden, bis die letzte Barrikade fällt und wir alle unterschiedslos einander begegnen, eins in einem.

Als ich mein Herzchakra befreite, öffnete sich ein Fenster ins Grüne und ich sah, dass meine winzige Hütte, deren grauen Wände ich all die Jahre deprimiert angestarrt hatte, in einem sattgrünen Urwald stand. Obwohl ich weiter in der Hütte wohnen musste und nur in der Meditation ab und zu das Fenster aufging, lösten sich die grauen Wände vor dem Auge meiner Seele auf.

Dies ist Kraft der Meditation: Erst öffnet sie ein Fenster, dann die Tür.

Das Chi des Herzchakras wölkt langsamer aus dem Körper als das dünne Chi des Halschakras, ist aber flüchtiger als das körperverbundene Chi des Bauchchakras. Trifft das grüne Herz-Chi auf ein Objekt, hinterlässt es zuweilen auf seiner Oberfläche eine Signatur, die einem mikroskopischen Wurzelwerk ähnelt, als wolle es alles beleben und begrünen. Leben und Liebe sind für dieses Chi eins, denn alles, was lebt, benötigt Liebe, um zu gedeihen.

Die stärkste und zugleich einfachste Meditation, die ich zur Weitung des Herzchakras kenne, entspricht der Tonglen-Praxis. Dabei visualisiere ich das eigene oder fremde Leid als einen fetten, dunklen Qualm, der die lichte Klarheit des Geistes verdeckt. Während ich einatme, sauge ich diesen schwarzen Qualm tief in mein Herzzentrum, wo er sich transformiert und in die klare Lichtheit der Liebe verwandelt. Mit dem Ausatmen spende ich diese Liebe.

Ich kenne keine Meditation, die so effektiv wie diese ist; jeder kann sie lernen. Wer Tonglen täglich praktiziert, wird die Übung automatisieren und die eigenen und fremden Sorgen und Nöte so natürlich transformieren, wie die Lungen atmen.

Die Heilkraft der Liebe

Narzissmus kann in der energetischen Heilung als eine Angststörung betrachtet werden. Der Körper des Narzissten ist von einer Unzahl dunkler Ängste blockiert, die ihn unsicher und angreifbar machen. Seine vorgehaltene Eitelkeit und Egozentrik ist nur eine Maske für die tief sitzende Furcht, ohne herausragende Leistung keine Liebe und Zuneigung verdient zu haben. Das Trauma dieser Klienten ist die frühkindliche Erfahrung, inakzeptabel zu sein. Das Herzchara ist verdunkelt, was häufig die umliegenden, am Herzchakra vorbeiführenden Meridiane in Mitleidenschaft zieht. Sein Kapuzenmuskel und die Schultern sind schnell verhärtet, das Kopfchakra überstrapaziert, sein Energiekörper farblos und stumpf.

In der Heilung stärke ich das Herzchakra, wobei die Wärme des Herzens von größerer Nachhaltigkeit ist als seine Weite. Mütterliche Liebe in Form des roten Chi der Geborgenheit soll das verdunkelte Herzfeld des Klienten umhüllen. In dieser Sphäre der Sicherheit und Wärme kann es entspannen, und die Selbstheilung beginnt. Im weiteren Verlauf der Behandlung versuche ich, die unterbrochene Kommunikation mit dem inneren Kind wieder anzubinden. Das Bauchchakra vieler Narzissten ist von Trauer durchtränkt. Kontakt zum inneren Kind wird damit gleichbedeutend mit dem Kontakt zu einer Quelle des Kummers und der Verzweiflung. Hier liegt ein abgespaltener Teil des Klienten, der die anhaltende Freude am Leben verhindert und immer wieder in das narzisstische Verhalten zurückführt.

Widme ich mich diesem Teil der Seele, wie es liebevolle Eltern tun würden, fließt die Projektion der Meridiankreisläufe wieder den Rücken hinauf und den Bauch hinunter. Ich stärke den Rücken, wie es ein stolzer Vater tun würde, der seinem Sohn auf den Rücken klopft. Und ich entspanne die Vorderseite des Klienten, wie es eine liebevolle Mutter tun würde, die ihr Kind säugt.

Arbeite ich tief im Körperinneren, wechsle ich gerne die Ebene der Heilung und spende das Chi indirekt über das Bewusstseinsfeld. Mit anderen Worten, ich kombiniere die Heilung mit der Fernheilung. So kann ich tief im Körperinneren arbeiten und zugleich die äußeren Meridiane versorgen.

– Bauchchakra –

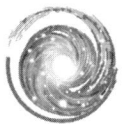

Ätherischer Körper. Bauchspeicheldrüse,
Hormon: Insulin. Nase, Zunge, Schmecken, Riechen,
Telekinese (Yin).

Im Ruhezustand ist dein Geist glücklich. Dies verdanken wir der gelben oder goldenen Energie des Bauchchakras. Es ist der Mittelpunkt für den Energiekörper, also der holografischen Form des materiellen Körpers. Ist deine Mitte blockiert, wirst du exzentrisch, launisch und ängstlich, ohne Kontakt zu diesen Ängsten.

Der Energiekörper setzt sich aus sämtlichen Meridianen, Chi-Feldern und Chi-Wolken zusammen und kann – als Energiekörper-Projektion – unabhängig vom materiellen Körper bewegt werden. In der Aura entspricht er der dritten Schicht, deren Bewegung jeder gewollten oder ausgeführten Bewegung vorangeht. Eigenständig bewegt sich der Energiekörper nur im Schlaf und innerhalb enger Grenzen.

Wollen wir körperliche Schmerzen überwinden, benötigen wir ein stark entwickeltes Bauchchakra. Mit ihm verwandeln wir den Schmerz in Freude, so wie wir mit dem Herzchakra Kummer in Liebe verwandeln können. Psychologisch bedeutet ein gut entwickeltes Bauchchakra eine solide Bindung zum inneren Kind. Dieses Kind durfte in kontinuierlicher Zuwendung mündig und selbstsicher werden. Es hat mit dem Quengeln aufgehört, nicht weil du ihm den Mund verbietest, sondern weil es glücklich ist.

Der Wunsch, ein Vergnügen zu wiederholen, öffnet dem Leid die Tür, denn eine Erfahrung ist niemals die gleiche, die sie einmal war. Ein Geist, der nach Erfahrungen giert, kann sich nicht als *ganz* erleben. Solange etwas zu fehlen scheint, hat sich die Entspannung noch nicht genug ausgebreitet, um den Augenblick und mich zu einer Ausdrucksform des Bewusstseins zu verbinden.

Meditation bedeutet dabei, in allem, was ich tue, aufmerksam zu sein. Sobald ich darauf achte, wie ich etwas tue, spannt sich der Augenblick vor meinen Sinnen ins Unendliche aus. Das ist Befreiung jenseits des Messbaren. Plötzlich ist selige Stille im Lärmen der Welt. Plötzlich ist Frieden im ewigen Wandel, ohne ein Ziel und eine Belohnung am Ende.

Dein Energiekörper reagiert besonders sensibel auf Farben, Geräusche sowie elektromagnetische Felder. Auf der feinstofflichen Ebene entlädt sich der Energiekörper bei Überspannung durch tentakelartig in den Raum greifende Blitze und Gefühls-Protuberanzen. Je nach Stärke dieser Entladungen kann es zu unterschiedlichen Effekten kommen. Die meisten sind bedeutungslos und gehen unbemerkt an uns vorbei.

Die Kanäle des Bauchchakras sind der Blasen- und Nierenmeridian. Blockaden zeigen sich deutlich in Alkoholkonsum, Blasenschwäche, Nierenleiden, chronischen Rückenschmerzen, Neurosen oder einem Gefühl der Leere.

Gesunder Tierverstand

Eine Blockade sitzt mir tief in der Nase: »Mir stinkt's«, eindeutig die Bedeutung dieses Gefühls, das dort auf seine Befreiung wartet. Die Meditation beginnt wie immer. Die Empfindung vergrößert sich, wird präsenter, als würde sie mehr Fläche einnehmen. Ich versuche, mich zu entspannen. Plötzlich rutscht etwas über meine Stirn, in der Nase und durch meine Zungenmuskeln den Bauch hinunter. Mein Körper verwandelt sich in Licht. Müdigkeit und Schmerz sind verschwunden. Ich bin in einem Raum, strahlend gelb, dann hellblau und tieforange.

Als ich die Augen öffne, fühlt sich meine Nase dreimal so groß an wie sonst. Als wäre die Luft realer geworden, rieche ich tiefer in die Sensationen hinein, die mir in jeder Sekunde zuschweben. Mein Kopf ist klar und leer, dafür schwingt jedes einzelne Molekül, das ich rieche, hundertfach vergrößert darin. Ich schnuppere an meinen Händen und rieche den Kunststoff des Kühlschranks, das Metall der Türklinken, das Papier, die Seife und daneben das Shampoo. Aber auch Laub von gestern und feuchte Erde, Schweiß. Jeder dieser Gerüche ist separierbar, kann herausgehoben werden, ist eine erlebte Geschichte, eine Handlung.

Ich öffne das Fenster, und wie eine Welle überrollt mich der Duft einer erwachten Stadt. Der brackige Duft der Maas, frische Wäsche, warmer Sandstein, nackte Haut, schales Bier, faule Rinde, frischer Ruß, Waschmittel und feuchter Beton. Kein Buch der Welt erzählt mehr, als ich in dieser Minute rieche. Selbst dem Dreck an der Wand gewinne ich neue Tiefen ab. Er riecht moosig, schweflig und veilchensüß.

Mein halber Körper ist eine Nase. Als hätte ich eine Tür in meinem Gesicht aufgestoßen und die Wände dahinter wären mit Sinneszellen bespannt. Was gestern noch Käse war, ist heute eine Wiese in meinem Mund, blühend vor Haselnuss, Sahne, Butter, Kümmel, Kamille und diesem Hauch Melisse. Die Noten umspielen einander, durchmischen sich, spielen bald ins Süße, bald ins Salzige, verbinden sich mit dem erdigen Brotgeschmack von Paranuss und Tannenhonig und einer Spur verbranntem Käse. Düfte schwingen wie Musik in meinem Mund, malen Bilder und Vorstellungen hinein, stürmen vor, ziehen sich zurück. Als würde jedes einzelne Molekül springen vor Heiterkeit!

– Hara-Linie –

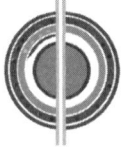

Ätherische Anbindung an vergangene und zukünftige
Inkarnationen. Emotionale Harmonie.

Die Hara-Linie ist der feinstoffliche Faden zwischen den Augenblicken gestern und den Augenblicken morgen, mit unseren gegenwärtigen Handlungen dazwischen. Sie verbindet unsere jetzige Erscheinungsform mit den vergangenen und zukünftigen. Dabei folgen wir keiner schnurgeraden Linie, die uns zwingend zur Erleuchtung führt. Vielmehr wandeln wir uns von Leben zu Leben, wobei wir vermehren, was wir vermehren, und vermindern, was wir vermindern. Es gibt kein Richtig und Falsch, jedes Bewusstsein darf sich in die Richtung entwickeln, die es wünscht. Doch ist und bleibt die Erleuchtung die Basis all dieser Ausdrucksmöglichkeiten und damit der Ruhepunkt im Wandel.

Weltweit existieren Hunderte wohldokumentierter Fälle der Reinkarnation, die ungläubigen Menschen einen Schauer über den Rücken jagen dürften. Eine uns allen zugängliche Alltagserfahrung zeigt darin ihre Gültigkeit über den Tod hinaus: Unsere Einstellung dem Leben gegenüber beeinflusst seinen Verlauf. Ich habe lange mit dieser Aussage gehadert, da ich sie als dogmatisch und herzlos empfand. Was kann ein kleines Mädchen dafür, wenn es vom Vater missbraucht wird? Was können wir für unsere Gene? Wenn jeder bekommt, was er verdient, ist alles in »schlechter Ordnung« und die Welt ist ein Folterkeller der sich selbst läuternden Seelen. Diese Weltsicht widerspricht der natürlichen Lebensfreude von Tieren und Kindern.

Die Welt, so ungerecht sie ist, wird nicht gerechter, indem wir die Leidenden für ihre Leiden verantwortlich machen. Und doch ist die Welt ein großer Spiegel, in dem wir nur erblicken, was in uns selbst ruht. Wie oft sind Verletzungen des Körpers Selbstbestrafungen der Seele. Und wie schnell bekommt jemand schlechte Laune, wenn er sich selbst kein Glück gönnt.

Wir sind alle verhinderte Götter und Buddhas, verhindert durch die Erfahrungen, die wir gemacht haben, und eingeschränkt durch die Möglichkeiten, die uns offenstehen. Die Frage lautet also: Wer ist schuld an diesen leidvollen Erfahrungen und wer bereichert unsere Möglichkeiten? Gott? Unser Karma? Der Zufall?

Ich habe keine befriedigende Antwort darauf. Persönlich schreibe ich weder dem Göttlichen noch dem Menschlichen die alleinige Verantwortung zu. Ich habe erfahren, dass es eine energetische Abstammungslinie gibt, die wir mitbestimmen. Eine Art Stammbaum, innerhalb dessen wir uns selbst beerben. Dieses seelische Ver- und Beerben geschieht viele Male in der Sekunde, der Frequenz jedes einzelnen Chi-Teilchens entsprechend. Je kleiner die Reibefläche der Lebensenergie in uns ist, desto weniger Reibefläche bieten wir der Welt, uns zu verletzen. Wohlfühlen im eigenen Körper und wohlfühlen in der Welt sind identisch. Ein Mensch, der viel Liebe ausstrahlt, wird auch leichter Liebe bekommen. Und ein Körper, den klares Chi durchströmt, ist frei von Stress, Lastern und vorzeitigem Alter. Positive Gefühle anzureichern und negative aufzulösen hat also einen Wert an sich, ganz ohne spirituelle Interpretation.

Aber wer sein Leben damit zubringt, der Frage nachzugehen, warum er und die Menschen leiden, ohne etwas dagegen zu tun, gleicht einem Unfallopfer, das nicht eher bereit ist, aus seinem brennenden Auto zu steigen, bis die Schuldfrage geklärt ist. Er stirbt, bevor er Befreiung gefunden hat.

– Vitalchakra –

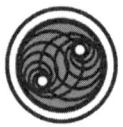

Ätherisches Feuer. Keimdrüsen, Hormone: Testosteron, Östrogen. Lustempfinden, energetische Hitze, Elektrokinese, Pyrokinese, Telekinese (Yang).

Das Vitalchakra setzt ein orange fluktuierendes Chi frei. Es befindet sich drei Fingerbreit unterhalb des Bauchnabels, verlagert den energetischen Körperschwerpunkt und befeuert die Körperwärme und sexuelle Erregung. Es flammt aus dem Körper, wobei es entlang dem Dreifachen Erwärmer sowie dem Magen- und Hodenmeridian fließt. Sind seine Kanäle blockiert, wird der Betroffene ungelenk, kalt und steif. Gicht, Osteoporose und Neurodermitis sind häufig mit einer Blockade dieses Chakras verbunden. Umgekehrt erlangt der Mensch mit einem »geerdeten Vitalchakra« sein höchstes Energieniveau und wird mitunter zur Pyrokinese und Elektrokinese fähig.

Geerdet werden Chakras, indem ihre Energiekreisläufe mit dem Energiekreislauf des Wurzelchakras synchronisiert werden. Dabei könnten wir zwischen einer peripheren und einer zentralen Erdung unterscheiden. Die periphere Erdung geschieht über den Zusammenschluss der farbigen Energiekreisläufe. Die zentrale Erdung entsteht durch das Verschmieden der hellweißen Chakra-Zentren. Sind die untersten Chakras in ihrem innersten Kern miteinander verschmolzen, steht der Person eine Kraft zur Verfügung, die keines der beiden Chakras für sich allein genommen besäße. Die beindruckende Fähigkeit einiger Großmeister der Kampfkunst, ihre Gegner – ohne sie zu berühren – wie abge-

116

schossene Pfeile davonfliegen zu lassen oder ganze Menschengruppen zu schaukeln, zu schieben und zu sprengen, ist auf der zentralen Erdung ihres Vitalchakras begründet.

Entsprechend seiner Frequenz gleicht das orange Chi des Vitalchakras einer ätherischen Flamme. Es lodert und züngelt in meiner Wahrnehmung wie die »Idee« des Feuers, wie seine holografische Form. Verstärke ich diese ätherische Flamme, erhitze ich meinen Körper. Projiziere ich einen Strahl dieses Chi auf einen Klienten, erwärmt sich lokal sein Körper. Oft gebe ich die Energie von den Fußsohlen aufwärts in den Körper der Klienten hinein. Ich nutze dieses Chi, um Wärme in Körpern zu erzeugen. Wie von der Sauna bekannt, ist Hitze in Maßen entspannend.

Chi, das die Menschen gespendet bekommen, verursacht weniger Widerstände, als wenn sie es selbst auf ihre kalten oder steifen Körperstellen konzentrieren müssen. In meinen Behandlungen beobachte ich das oft. Chi, das ich gebe, löst Blockaden, die der Klient alleine nur unter größten Schmerzen und Ängsten lösen könnte. Je weiter und ruhiger mein Bewusstsein wird, desto weniger Widerstand treffe ich dabei an. Mein Bewusstsein verschmilzt über das Chi mit dem Bewusstsein des anderen Körpers. Diese energetische Synchronisation ist erstes Ziel meiner Behandlung. Jetzt lassen die Klienten meine Energie hinein, ohne die Angst, ich könnte sie verletzen oder beschämen. Ihr Körper akzeptiert meine Energie, als käme sie von ihm selbst.

Früher vertrat ich die Position, der Klient und ich müssten gemeinsam an der Heilung arbeiten. Das Problem war, dass ältere oder weibliche Klienten, die eine tiefe Blockade im Vitalchakra aufwiesen, die Behandlung mit ihren höheren Bewusstseinsfunktionen boykottierten, um die Freisetzung der »sexuellen Energie« zu blockieren. Eine Heilung fand so nicht statt. Seitdem beruhige ich zunächst das abwehrende Bewusstsein meiner Klienten und fülle ihren Körper langsam mit Energie auf. Kreist die Heilung um das Vitalchakra, forciere ich meine orange Energie zu einer Art Kurzschluss. Befindet sich das Ego des Klienten in diesem »unreinen Bereich« seines Innenlebens, überflute ich diesen Bereich mit Energie. Dem Ego fehlt jetzt Anlass und Zeit zum geordneten

Widerstand. Was hier in den Körper einströmt, fühlt sich so gut an, dass der Klient seine höheren Bewusstseinsfunktionen einfach ausschaltet und genüsslich dämmert oder schläft; er träumt jetzt den Rest der Behandlung, was die energetische Kommunikation mit seinen tieferen Bewusstseinsebenen vereinfacht.

Die Träume der Klienten gleichen häufig den Energie- und Farbmustern, die ich in der Heilung von ihrem Körper empfange und auflöse. Streifenartige Blockaden des Vitalchakras werden von den meisten Klienten als ein Tiger interpretiert, der sie verfolgt. Als ich hellblaues Chi während einer Behandlung beimischte, berichtete die Klientin hinterher, sie habe dem Tiger einen blauen Pullover gestrickt, das habe ihn gezähmt.

In dieser Art entstehen unsere Träume. Die Behandlung eines schlummernden Klienten ist eine energetisch geführte Meditation.

– Wurzelchakra –

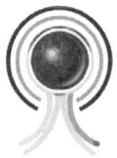

Ätherische Wurzeln. Skelett, Beckenboden, Füße,
Hormon: Melatonin. Infraschall, Psychomagnetismus,
Geokinese, Kundalini-Erweckung.

Öffnest du das Wurzelchakra, drängt sein rotes Chi im Zentralkanal nahe der Wirbelsäule den Körper hinauf. Es passiert die höher liegenden Energieräder und wird diese öffnen und in synchrone Drehung versetzen. Das Wurzelchakra ist die Quelle deines roten Chi, das langsam, aber kraftvoll schwingt. Seine Wellen durchlaufen den Körper von unten nach oben, wobei sie im gereinigten Zustand die einzelnen Chakras – und damit Organe und Bewusstseinszustände – in einen ruhigen Gleichlauf versetzen. Das Wurzelchakra ist der Dirigent das energetischen Orchesters. Es gibt den Takt vor, in dem unser Innerstes spielt.

Wird die Kraft des Wurzelchakras entfesselt, können wir Chi-Wolken und Chi-Felder der Geborgenheit erzeugen, die eine unmittelbare Wirkung auf andere besitzen. Sie ist die der Materie nächststehende Energie. Wie eine Wärmelampe leuchtet uns die Ruhe eines in seinem Wurzelchakra gefestigten Menschen entgegen. Die langen Schwingungen dringen mühelos tief in das Fleisch und die Knochen ein.

Während der Reinigung des Wurzelchakras kann es spontan zur Erfahrung der Kundalini kommen. Für die Inder symbolisiert die Schlange Kundalini die Lebenskraft, die zusammengerollt im Kreuzbein jedes Menschen wartet. Wird die Schlange geweckt, steigt sie im Zentralkanal entlang der Wirbelsäule auf, schlängelt sich links und rechts um die Chakras, bis sie die Krone erreicht. Die Energie des Himmels und die Energie der Erde vereinigen sich und umfließen einander. Die weiße Energie des Kronenchakras strömt jetzt leichter hinab. Sollten die aufsteigende rote und die absteigende weiße Energie alle Chakras des Körpers durchlaufen, drehen und entspannen sie die Energieräder zugleich. Ein energetisches Perpetuum mobile entsteht.

Dies ist eine besondere Qualität des Wurzelchakras, es vermag die anderen Chakras zu öffnen und in Gleichlauf zu versetzen.

Die Kundalini-Erweckung ist mehr ein körperliches Phänomen als ein rein geistiges, weshalb es zu besonders starken Empfindungen und Gefühlen kommt, sobald das rote Chi seine Kraft entfaltet. Ich habe dabei Hitze- und Kälteempfindungen erlebt, spontane Lautäußerungen, Muskelzuckungen, völlige Taubheit der Arme und Beine sowie extreme Hormonausschüttungen.

Wie Steine einer Pyramide bauen unsere Gefühle aufeinander auf. Die Geborgenheit bildet als langwellige Schwingung die

Basis der Gefühle. Eine Blockade des Wurzelchakras hat darum besonders fatale Auswirkungen auf das ganzes Leben. Eine Alltagserfahrung, die jedem zugänglich ist: Sich zu freuen, zu lieben und klar zu denken ist leicht, wenn du entspannt bist. Entspannung und das Gefühl der Geborgenheit gehen Hand in Hand. Hyperaktivität, Aufmerksamkeitsdefizitsyndrom, Borderline und das berühmte Beinwippen unter dem Tisch, an dem inzwischen jeder dritte Deutsche leidet, sind typische Merkmale eines zu langsam rotierenden Wurzelchakras.

– Braunes Chakra –

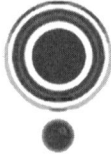

Ätherische Lösung. Dickdarm.

Wir benötigen das Chi des Braunen Chakras, um uns von Dingen zu lösen, die uns belasten oder vergiften. Menschen, die nicht loslassen können, klammern oder in der Vergangenheit leben, zeigen eine Blockade in diesem Bereich.

Jeder Mensch hat Kummer und Schmerz in seinem Körper gespeichert, an die er sich klammert, um zu wissen, wer er ist. Besonders die schmerzhaften Erfahrungen verleihen Charakter.

Zum Schutz dieser Person, die wir augenscheinlich sind, lassen wir bestimmte Teile unserer Seele nicht los, selbst wenn uns diese fragmentierten Teile Schmerzen bereiten. Der Verlust eines Persönlichkeitsteils kann als tödlicher Verlust empfunden werden.

Mir hat es sehr geholfen, mich angesichts eines körperlich gespeicherten Schmerzes zu fragen: »Wem möchtest du das zeigen?«, oder: »Wen klagst du damit an?« Vielleicht kennst du das hilflose Schwanken zwischen Wut auf dich selbst und Wut auf die anderen. Der menschliche Körper ist wie ein laufender Gerichtssaal und wir selbst sind Kläger, Richter und Zeuge in einer Person. In unserem Bewusstsein sind die Erfahrungen eigenständige Instanzen, die lächeln, jammern, zetern oder uns quälen. Diese loszulassen bedeutet, das Greifen nach einem selbst loszulassen. Die leidvollen Erfahrungen aufzugeben bedeutet, die Klage zurückzuziehen, die wir seit der Kindheit führen. Zuweilen bedeutet es, zu verzeihen, bevor wir Vergeltung bekommen haben. Es kann bedeuten, den Wunsch nach Rache zu lösen, dessen Griff sich fest in unser Fleisch gekrallt hat. Stück für Stück verlierst du so deine Rüstung. Der Panzer gleitet ab und was du zuvor als schutzlos, wehrlos und ehrlos empfunden haben magst, wird deine schönste Form und Hülle.

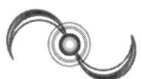

Mitleid reibt die Seele wund

Wir sind alle aus diesem magischen Stoff gewoben, der auch unsere Träume durchwirkt, der Bilder und Welten in sich enthält wie ein Kristall die namenlose Zahl der Wesenheiten. Diese traumhafte Situation, in der wir uns befinden, kann ich als Aufforderung verstehen, aufzuwachen, oder als Vorwand, noch bewusstloser schlafen zu wollen.
Die Liebe macht das Leid der Mitmenschen sehr wirklich. Die Liebe kennt weder Raum noch Zeit. Sie schlüpft durch das Land wie eine Katze durch den Zaun. Tritt jemand zu

mir, der Kummer im Herzen verbirgt, schmerzt mich sein Schmerz. Kummer und Liebe negieren einander und es gibt Tage, an denen keine Kraft mehr übrig bleibt, weder für Kummer noch für Liebe.

Ich sehe die Chi-Schwaden und Chi-Schweife der sichtbaren Gedanken und Gefühle einer Frau in der Aura ihres Pudels gespiegelt. Ein Vogel, der sich auf einer Buche niederlässt, überträgt die bunt flimmernden Informationen seines weit gereisten Körpers auf die ätherisch umspielten Äste des Baumes. Ein Schatten überläuft den Energiekörper einer Klientin, der ihrer frühesten Kindheit entströmt. Und Chi steigt wie leuchtender Rauch aus dem Erdboden auf, wo ein Ort von extremen Gefühlen durchtränkt ist.

Wenn ich die Welt als Fata Morgana betrachte, umgibt mich das Mitleid noch immer wie eine auszehrende Wüste, unbegrenzt, unbezwungen.

Die Suche führt mich tiefer hinab und lenkt meine Aufmerksamkeit auf eine Farbe, die wie ein Tafelschwamm wirkt: Braun. Ich verstehe, wie wichtig es ist, loszulassen. Eine aussichtslose Berechnung an der Tafel einfach ausradieren zu können. Ich betrachte die bunten Operationen meines Bewusstseins und wie es die aufleuchtenden Versorgungswünsche in farbigen Mustern befriedigt. Ein akkurates Chaos. Jede Farbe hat auf jeder Ebene meines Bewusstseins eine andere Bedeutung. Ein und derselbe Impuls kann so auf zehn verschiedenen Ebenen, zehn verschiedenen Strukturen organisieren.

Braun ist in diesem komplexen Spiel der Farben der Impuls, etwas fallen zu lassen. Es ist die Energie der Lösung. Nicht Auflösung, sondern Ablösung von den internen Prozessen. Ein langsames, dem Tempo des Organismus und Bewusstseins angepasstes Ausscheiden von etwas, das nicht weiter verarbeitet werden soll.

– Schwarzes Chakra –

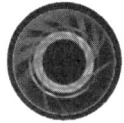

Ätherischer Tod. Angelpunkt des Bewusstseins,
Grenze zwischen Tod und Leben, Winterschlaf.

Hier ist die friedvolle Leere, das Ruhen im Nichts; körperloses, geistloses Sein ohne jeden Inhalt. Verweilst du in diesem Chakra, werden deine organischen Funktionen so weit heruntergefahren, dass du tagelang in einem meditativen Zustand zubringen kannst. Körperlich ist dies der Zustand des Winterschlafes. Erlebst du das Ausschalten deiner höheren Bewusstseinsfunktionen bewusst, tauchst du gleichsam auf den Grund deines Ozeans. Oben tanzen die glitzernden Wellen der Gedanken und Gefühle. In der Mitte changieren die wellenförmigen Bewegungen der Lebensenergie, aber du tauchst noch tiefer. Bist du ganz am Grund angekommen, bist du absolut dunkel und ruhig. Dein Körper kühlt langsam aus und kann nicht mehr bewegt werden, ohne das Feuerwerk der höheren Bewusstseinsfunktionen wieder neu zu entfachen. Herzschlag und Atem sind extrem verlangsamt. Das Denken und Fühlen ist zum Erliegen gekommen, sogar das Strömen deines Chi ist minimal. Die äußere Atmung ist der inneren Atmung gewichen. Alle Lichter sind aus; was übrig bleibt, ist der schwarze Raum des Gewahrseins. Der Körper ist wie tot, du nimmst ihn nicht mehr wahr. Die Inhalte deines Bewusstseins sind auf das absolute Minimum reduziert, was die Wahrnehmung deines Bewusstseins maximiert.

Diese Versenkung des Geistes im Schwarzen Chakra dient zweierlei. Sie ist die absolute Ruhe, nach der ich mich persönlich ein Leben lang sehnte – gemessen an dieser Ruhe ist die Erfahrung des Wurzelchakras ohrenbetäubender Lärm! Und zweitens bereitet es dein Bewusstsein auf die Stunde deines Todes vor, willst du deinen Körper bewusst verlassen. Das Schwarze Chakra ist das Tor des Todes. Gehst du hindurch in das Licht, verlässt du endgültig deinen Körper. Näherst du dich deinem physischen Tod, wirst du mit den Vorgängen des körperlichen Verlöschens vertraut. Für Meditierende kann der physische Tod die stillschweigende Krönung des Lebens sein. Alle Fertigkeiten und Erkenntnisse, die gewonnen wurden, fließen jetzt in einem Punkt zusammen. Mit jeder Ebene, die ich verlasse, klärt sich mein Bewusstsein. Ich kehre heim, um jetzt und für immer mit meinem Zentrum vereint zu sein.

Das Wispern der Organe

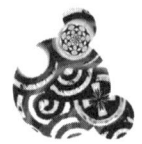

Unsere Zellen und Organe kommunizieren miteinander. Die Energiekanäle des Chi bedecken nicht nur unsere Haut, sie durchziehen den gesamten Körper, die Organe und die Aura. Diese Energiematrix bildet den Bauplan unseres Körpers, entlang dem die Zellen wachsen, um die korrekte Form und Größe der Organe auszubilden. Die Zellen kommunizieren dabei mit dem gesamten Spektrum, das ihnen zur Verfügung steht, bioelektrisch, elektromagnetisch, biophotonisch und – diesen messbaren Erscheinungen voran – mit Lebensenergie.

Die Leitbahnen sind ein energetischer Bauplan des Körpers und damit ein Bauplan für das Leben selbst. Die Farbe, die das Chi hierfür annimmt, entspricht seiner Frequenz, und seine Frequenz entspricht seiner Funktion: Weiß beschleunigt und bestärkt, Blau fokussiert, Hellblau öffnet, Grün vergrößert und heilt, Gelb reinigt, Orange erwärmt, Rot verbindet, Braun löst, Schwarz verlangsamt und negiert.

Sind Meridiane und Chakras dauerhaft blockiert, kann dies zu Organschäden führen, so wie ein geschädigtes Organ ein gesundes Chakra strapaziert. Ein überstrapaziertes Chakra strahlt heller, als es sollte, verliert seine Form oder dreht sich rasend schnell. Ein mangelhaft versorgtes Organ erscheint dunkel im Farbton, schlaff, im schlimmsten Fall schwarz und vernarbt. Eine Ansiedlungsstelle für Krankheitserreger. [Farbabbildung 11a]

Jedes Organ ist auch energetisch vorhanden, wobei die Tätigkeiten dieser beiden Erscheinungsformen der Organe ineinandergreifen. Ist viel Chi vorhanden, arbeitet das Organ physiologisch gut. Ist es physisch stark, kann es energetische Schwächen erdulden.

Es gibt sehr viele Möglichkeiten, mit den eigenen Organen in Kontakt zu treten. Energetisch mit ihnen zu arbeiten, ist nur eine davon. In leichte Trance versetzt, können Klienten Dialoge mit ihren Organen über die Krankheit führen. Du kannst deine Organe direkt ansprechen, zuhören, was sie sagen, oder auf die Geräusche achten, die sie bei ihrer Tätigkeit produzieren. Dissonanzen sind immer ein Hinweis auf eine Störung.

Neben rein physiologischen Ursachen für eine Blockade existieren auch rein psychologische. Verwirrung, Gedächtnislücken und Kopfschmerzen können über das blaue Kopfchakra aufgelöst werden. Mangelnden Selbstwert bringe ich mit dem Halschakra in Verbindung. Nicht umsonst zeigen Tiere den blanken Hals zum Zeichen ihrer Unterwerfung. Im Hals steckt uns auch der Kloß der unausgesprochenen Klagen. In der Thymusdrüse wühlt der empfundene Vertrauensverrat, im Herzen finden sich Ablehnung und fehlende Liebe. Die Lungen speichern die Trauer, die Galle die Wut. Der gesamte Magen-Darm-Trakt und die Blase sollten sattgelb sein. Fehlt die gelbe Energie der Freude, leiden Blase und Bauchspeicheldrüse zuerst. Der Magen speichert verschluckten Ärger. Wir haben »Wut im Bauch«. Steigt das gelbe Chi entlang der Speiseröhre hinauf und nicht hinunter, finden wir etwas wortwörtlich »zum Kotzen«.

Die Nierenenergie ist ein tragender Pfeiler im energetischen Gerüst des Menschen. Ist sie geschwächt, wird der Rücken im Bereich der Nieren fühlbar kalt und die Gliedmaßen entlang dem Nierenmeridian steif. Im Ideal sind unsere Nieren von einer bunten Aura umgeben. Besonders das orange Chi des Vitalchakras wärmt und schützt die Nieren und stützt damit unsere psychische Widerstandkraft. Die Nieren speichern alle Farben des Chi und gleichen damit Energieschwankungen aus.

Das Gehirn als stoffliches Organ nimmt in der energetischen Heilung die Rolle einer Projektionsfläche und eines Speicherortes ein. Der überwiegende Teil der Organismen auf unserem Planeten kommt ohne Nervensystem aus, wie Pflanzen, Prokaryoten und primitive Eukaryoten. Lebensprozesse als Teil der Bewusstseinsprozesse sind unabhängig von einer messbaren Nervenaktivität.

Wer viel mit seinem Chi arbeitet, versteht nicht nur sich selbst, sondern auch Tiere besser. Die Tiere leben und handeln ungefiltert zu den Impulsen ihres Chi. Könnte ein Hund sprechen, würde er sicherlich sagen, dass er das Leben in all seinen Formen erschnüffeln kann. Aber er riecht auch den Tod. Ähnlich geht es hellsichtigen und -fühligen Menschen. Sie sehen und fühlen die Krankheit, noch bevor sie körperlich oder geistig manifestiert ist, aufgrund dunkler Stellen in der Aura, fehlendem Chi, Energielecks oder verstopften Meridianen. Sie fühlen in den fremden Körper hinein, als wäre es der eigene.

Wenn du dich in der Welt mit etwas verbunden fühlst, ist dein Chi damit verbunden. In modernen Begriffen ausgedrückt, »verschränkt« dein Gefühl die Chi-Teilchen raum- und zeitlos miteinander. Sobald du dich veränderst, veränderst du dich zuerst auf der Energieebene, bevor diese Änderung materiell umgesetzt wird. Die Energieebene lässt sich binnen Sekunden umfärben. Die Aura schillert wie ein Chamäleon aus Licht. Wenn du zehn

Mal am Tag an etwas Schönes denkst, kann das deine Stimmung nachhaltig fördern. Das beste Mittel gegen ein niedriges Energieniveau ist, sich mit etwas Schönem zu verknüpfen. Egal, was das ist. Emotional positiv Empfundenes verändert kurz- und langfristig dein Bewusstsein, deine Aura und zuletzt sogar die Umgebung, in der du dich bewegst. [Farbabbildung 12]

Mit der Grafik möchte ich zeigen, wie Körper und Geist im Chi ineinandergreifen. Willst du deine Fähigkeiten erweitern, solltest du deine Körperteile harmonisch miteinander verbinden. Insbesondere die Fußgelenke mit den Handgelenken, die Kniegelenke mit den Ellenbogen sowie die Hüftgelenke mit den Schultern. Diese Gelenke sind energetisch miteinander verwandt. Jedes Gelenk ist eine Kreuzung der Energien und damit eine potenzielle Schwachstelle. Widersprüchliche Gefühle blockieren sie. Löst du diese Widersprüche auf, kann deine Energie ungehindert fließen und ordnet diese Scharniere und Angeln größeren Energiekreisläufen ein.

Je dichter das Chi entlang den Knochen fließt, desto dynamischer und kraftvoller ist es. Die Muskulatur wird von ihrer Haltearbeit entlastet und entspannt sich. Die Energie wird nicht in ihrem Fluss behindert. Je weniger Muskeln du brauchst, um eine Bewegung auszuführen, desto entspannter und zugleich kraftvoller wird sie. Widersprüche, die dich dein Leben lang beschäftigt haben mögen, lösen sich plötzlich in Luft auf.

Bewegst du jetzt einen Arm, wird er stärker »im Chi« als mit den Muskeln bewegt. Ich benutze diesen Ausdruck für ein Körpergefühl, das dich bei der Übung des Tai-Chi durchströmen kann. Du bewegst deinen Körper »im Chi«. Das bedeutet, dein ganzer Körper und dein ganzes Bewusstsein führt die Bewegung aus. Deine Muskeln werden geschmeidig und dein Geist klar. Wo du stehst, stehst du, und wo du läufst, läufst du. Dein Bewusstsein ruht jetzt im Körper und rebelliert nicht länger gegen das Fleisch und die Sehnen.

Wenn ich meinen linken Zeigefinger bewege, bewegt sich zugleich das Chi in meinem rechten Zeigefinger, dem linken Zeh und dem rechten Zeh. Als wären sämtliche Körperteile und

Organe pneumatisch miteinander verbunden. Dieses »Pneuma«, das zwischen Fuß und Hand, Wade und Unterarm, Hüften und Schultern fließt, ist das Chi. Statt der Muskelkraft eines Fingers kann ich die Lebensenergie meines ganzen Körpers in einen Finger projizieren.

Der wichtigste Satz aber lautet: *Im Bewusstsein existieren weder lokale noch singuläre Ereignisse.* Das heißt, eine Energiewelle, die durch unsere Waden läuft, kann zugleich unsere Unterarme durchlaufen. Es ist dieselbe Welle, an zwei Orten zugleich. Lernst du, das Chi in den Abschnitten deiner Meridiane zu konzentrieren, kannst du sie auch projizieren. Wenn du dich darin übst, kannst du die Energie eines anderen Körpers sammeln und ableiten, umlenken oder stärken.

Wie eine Glocke, die ihre Schwingungen spürt ...

Der Raum ist cremefarben gehalten, gedämpfte Rot- und Orangetöne sollen die Seele auf das Kommende einstimmen, und süße Schwaden eines bitteren Räucherstäbchens stechen mir in die Nase. Der Ton der Klangschalen wird dem Schwingungsmuster der Chakras entsprechen. Misstrauisch dem Hokuspokus gegenüber, lasse ich die Behandlung über mich ergehen. Der Meister ergreift die erste Schale und schlägt sie dumpf mit einem Klöppel an. Ein tief vertrauter Ton schwingt durch die Luft, dringt mühelos durch meinen Körper und stupst etwas in mir wach, als habe mich der Glockenton bei einem uralten Namen gerufen. Mit jedem weiteren Ton öffnet sich mein Innerstes mehr. Meine Seele wird den Klängen hörig und plötzlich sind Innen und Außen nicht mehr. Der Ton wird reiner Augenblick und der Augenblick reines Gefühl. Als wäre ich ein leeres Universum und der Klang der Schalen mein schwingendes Bewusstsein darin. Ein Echo der Unendlichkeit. Ich lausche mir selbst seit ewigen Zeiten und ruhe in mir, ewig erwacht.

Die Energiekanäle

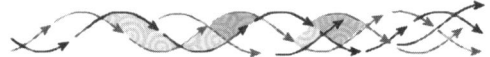

In der Kultur der Maya galt Blut als Quell der Lebenskraft und Nektar der Seele. Die Seele selbst war in der Vorstellung der Maya ein lebender Hauch oder farbiger Rauch, der den Körper mit dem letzten Atemzug verließ. Wie jede zurückgesunkene Hochkultur besaßen auch die Maya detailliertes Wissen über unsere innerste Kraft, die Lebensenergie, und ihr außerkörperliches Wirken. Die Maya opferten ihr Blut – im Glauben, selbst dem vergossenen Blut der Götter entsprossen zu sein.

Blut und Chi sind eng miteinander verwandt. Das deutlichste Zeichen hierfür ist ihre gemeinsame An- oder Abwesenheit in den Extremitäten: Wo viel Blut ist, ist auch immer viel Chi. Kalte Hände und Füße bedeuten wenig Chi. Ein warmer Händedruck ist dir nur möglich, wenn du dich sicher fühlst. Dein Blut kreist in einem Netzwerk der Blutgefäße und dein Chi in einem Netzwerk der Energiekanäle, den Meridianen. Ihr Kreisen erhält dich am Leben, das eine stofflich, das andere feinstofflich.

Blut und Chi versorgen, reinigen und reparieren unsere Organe, dienen der Abwehr schädlicher Einflüsse und bilden neue Kanäle, in denen sie fließen können, sollten die alten verstopft sein. In dieser Fähigkeit ist Chi dem Blut überlegen, da es binnen Sekunden neue Wege nehmen, rückwärtsfließen, seine Farbe wechseln und Barrieren überspringen kann. Chi ist unser geistiges Blut, es kann überkochen, stocken, in Wallung geraten, Wunden schließen, aus den Gefäßen platzen, heilen, aber auch töten.

Dieses geistige Kreislaufsystem zu verstehen ist simpel, wenn du dir vorstellen kannst, dass dein Bewusstsein nicht lokal auf dein Gehirn beschränkt ist, sondern über das neuronale Geflecht deines Körpers hinausreicht. Im Chi sind Körper und Gefühle verbunden. Stärken und Schwächen in diesem System projizieren sich durch sämtliche Körper hindurch und zugleich auf ihre Oberflächen, sowohl die stofflichen als auch die feinstofflichen.

Im Netzwerk der Energiekanäle finden sich Akupunkturpunkte, an denen das energetische Potenzial eines Organs abgelesen werden kann. Dieses Potenzial ist durch feinstoffliche und grobstoffliche Berührung veränderbar. Farben, Klänge, Massagen, Nadeln und Aufmerksamkeit verändern die Frequenz und Dichte des Chi innerhalb des Meridians und Organs. Energieüberschüsse können so abgeleitet und Energiemängel aufgefüllt werden.

Sichtbar machte die Akupunkturpunkte erstmalig der deutsche Anatom Prof. Dr. Heine. Das Netz der Meridiane ist als anatomische Struktur nicht nachweisbar; Professor Heine gelang es jedoch, die Akupunkturpunkte als kleine Löcher in der oberflächlichen Körperfaszie zu fotografieren. Die Körperfaszie ist eine hauchzarte Hülle aus festen Kollagenfasern. Zudem können die Akupunkturpunkte durch ihre elektrische Leitfähigkeit aufgezeigt werden, die sie von der umgebenden Haut unterscheidet. Im Bereich der Akupunkturpunkte bleibt die elektrische Leitfähigkeit – im Gegensatz zur Umgebung – nahezu stabil.

Chi verdichtet sich zum Körperinneren, bis es im Knocheninneren der Frequenz des Absoluten Bewusstseins entspricht. Im Zentrum unserer Knochen fließt hellweißes Chi. Blockaden auf der Knochenebene können darum nicht behoben werden, ohne die Ebene des Absoluten Bewusstseins zu berühren. Umgekehrt wird das Chi, je weiter weg wir uns von dieser Ebene des Organismus bewegen, immer ätherischer, geht in die Aura über und verweht.

Die Wellenbewegungen des Chi entsprechen einander innen und außen. Seine Farb- und Bewegungsmuster innerhalb der Aura sind gleichlaufend mit den Gemütsbewegungen des Bewusstseins. Starke Reize von außen verändern die Aura ebenso wie die Bewegungen, die unser Geist vollführt. [Farbabbildung 13]

Die Grafik zeigt, wie die Schichten des materiellen und spirituellen Körpers als Projektionen des Absoluten Bewusstsein entstehen. Wir reinkarnieren viele Male in der Sekunde, jede Ebene des Bewusstseins in ihrer eigenen Frequenz. Das Chi durchdringt unsere Knochen, Muskeln, Gewebe- und Hautschichten, um in der Aura in ätherischen Wolken zu verrauchen. Auf seinem Weg erzeugt es den lebendigen Bauplan, das holografische Gerüst unseres individuellen Bewusstseins. Alle Störungen, die unser Bewusstsein auf seinem Weg der Verkörperung erfährt, werden »Blockaden«, »Energieschatten« oder »Traumata« genannt. Je tiefer diese Blockaden sitzen, desto größer ist ihre Dichte und damit die Energie, die bei ihrer Lösung freigesetzt wird. Dahinter strahlt das Göttliche wie die Sonne, die selbst von den dunkelsten Wolken nur verdeckt, aber nicht ausgelöscht werden kann.

Hegt der Mensch ein negatives Gefühl, das er nicht zulassen will, kommt es zur energetischen Verschiebung. Der Gefühlsimpuls wird aus der Chakra-Mitte entlang den Meridianen in den materiellen Körper geschoben und dort abgelagert. Ein unangenehmes Gefühl kann so immer tiefer in den Körper hinein verschoben werden. Dort macht es sich durch psychosomatische Beschwerden bemerkbar. Die Abfolge der Verschiebung entspricht darum einer zunehmenden Stärke des Impulses.

1. *Meridianebene:* Das Gefühl wird
   von seinem Wirkungsort verschoben.
2. *Hautebene:* Das Gefühl reizt die Haut.
3. *Gewebeebene:* Das Gefühl blockiert
   das Bindegewebe.
4. *Organebene:* Das Gefühl reizt ein Organ.
5. *Knochenebene:* Das Gefühl blockiert
   einen Knochen und greift ihn an.

Ein Gefühl, das bereits auf die Knochenebene verschoben wurde, ist mit extremen Affekten verbunden, die für den Betroffenen zugleich inakzeptabel sind (wie zum Beispiel der Impuls, die eigenen Eltern zu erschlagen). Werden solche Gefühle gegen den Willen des Klienten an die Oberfläche gezwungen, entstehen die grotesken Phänomene der Teufelsaustreibung. Die Nähe des Impulses zum Absoluten Bewusstsein machen ihn mächtig. Zugleich empfindet sich der Betroffene als getrennt von ihm, als wäre er von etwas besessen, das nicht zu ihm gehört. In Wahrheit will er nicht akzeptieren, dass diese Impulse in ihm stecken. Seine Gefühle wollen die Gefühlshierarchie durchlaufen, aber das Ego hält sie zurück. Es findet keine Versöhnung mit ihnen statt. Das Urteil eines Priesters, dass es sich bei diesen bizarren Persönlichkeitsteilen um den Teufel handelt, der ausgetrieben werden müsse, erschwert die Identifizierung mit diesen Gefühlen noch weiter. Ein Exorzismus kann die Spaltung der Seele vergrößern statt verringern.

Im Chi sind sämtliche Bewusstseinsfunktionen raum- und zeitlos enthalten. In der Gebärmutter reifen sie zu raum- und zeitgebundenen Organfunktionen heran. Diese Organ- oder Bewusstseinsfunktionen sind untereinander in den bereits erwähnten Funktionsgruppen verknüpft. Diese Funktionsgruppen sind wie Datenströme, die weit entfernte Funktionen miteinander verbinden und zur gemeinsamen Arbeit zusammenschließen. Diese energetische Verbindung kann über den Körper hinausreichen. Für die energetische Heilarbeit reicht der Begriff »Konditionierung« nicht aus. Die klassische Konditionierung kann nicht erklären, wieso zwei räumlich voneinander getrennte Menschen auf das Energieniveau des jeweils anderen reagieren.

Die Funktionsgruppe ist ein kosmisches Prinzip. Familien bilden ebenso Funktionsgruppen wie ganze Staaten und Planeten, die sich im Sinne der Harmonie gut oder schlecht zueinander verhalten. Innerhalb der Funktionsgruppe verbinden die einzelnen Teile immer subtilere Abhängigkeiten. Fehlt einem Meridian Energie, wird er zuerst dem gekoppelten Meridian und danach den umliegenden Meridianen Energie entziehen, um seinen eigenen Bedarf zu decken.

Die Funktionsgruppe ist von den gekoppelten Meridianen zu unterscheiden. Diese gleichen innerhalb eines Organismus ihre Energieniveaus an, um der Tageszeit entsprechend für die jeweiligen Aufgaben optimal vorbereitet zu sein. In der feinstofflichen Dimension treten diese gekoppelten Meridiane stärker hervor. Dies hat direkten Einfluss auf unser Bewusstsein, wie jeder an sich selbst beobachten kann. Mittags um 14 Uhr bist du geistig weniger fit als morgens um 11 Uhr.

Sofern nichts ihre Bahnen stört, beschreiben die Chi-Teilchen verschiedene Kreisläufe in unserem Körper, die du miterleben und verstärken kannst. Die Größe der Kreisläufe nimmt zu, ihre Geschwindigkeit dagegen ab: beginnend mit dem Chakrakreislauf als dem schnellsten, über die kleinen und großen Meridiankreisläufe bis zu den kleinen und großen Aurakreisläufen. Dazu zählen die Kreisläufe der vierten und sechsten Auraschicht, die ich als ausgedehnte Projektionen der Körperkreisläufe wahrnehme. [Farbabbildung 19]

Wie beim Blutkreislauf entsteht die adaptive Dynamik unseres Bewusstseins durch das Zusammenspiel dieser kleinen und großen Kreisläufe. In den so entstandenen Regelkreisen prüft sich das Bewusstsein unentwegt selbst. Im Netz der Lebensenergie hat das einzelne Organ Einfluss auf seine Funktionsgruppe, die Funktionsgruppe Einfluss auf den Gefühlszustand und der Gefühlszustand Einfluss auf das einzelne Organ.

Zusammen bilden die Chakras, Meridiane und die Aura den Energiekörper. All unsere Möglichkeiten hängen direkt mit diesem Energiekörper zusammen. Dieser Abhängigkeit entkeimt die toxische Wirkung der Blockaden. Sie entspricht einem Widerspruch in diesem System. Der Herzmeridian singt die Melodie der Liebe, und die Blockade schreit in Wut und Hass. Dieser Gefühlskonflikt schlägt sich organisch nieder – was sich in Symptomen einer Krankheit äußern kann. So gesehen gibt es keine Krankheit, sondern nur Symptome, und jedes von ihnen kann auch einzeln und der Reihe nach aufgelöst werden.

Jedem Meridian lässt sich ein bestimmtes Gefühl zuordnen. Blockierst du ein Gefühl, blockierst du auch einen Meridian.

In diesem Zusammenhang unterscheide ich zwischen neun befreienden und neun blockierenden Empfindungen. Die befreienden Empfindungen sind: Fülle, Transzendenz, Geborgenheit, Vitalität, Liebe, Lösung, Offenheit, Freude, Klarheit. Die blockierenden Empfindungen ihnen gegenüber lauten: Leere, Angst, Trauer, Wut, Scham, Sorge, Ekel, Hohn, Neid. Die blockierenden Gefühle entstehen durch das Fehlen der blockierenden Empfindungen und sind somit ihr Schattenriss.

Es mag verwirren, dass Fülle oder Klarheit Empfindungen in dieser Anordnung sind. Aber du kannst ihr Entstehen in der Meditation emotional erleben, womit sie für mich zu den Empfindungen zählen. Chi, dessen Erscheinen oder Verschwinden wir fühlen, ist eine Empfindung. Jede andere Definition klammert wahllos etwas aus.

Zu jedem Gefühl gehören definierte Körperzonen und -organe, die positiv oder negativ auf sie reagieren. Die Organe und Gefühle sind energetisch miteinander verwandt. Verändert sich der Zustand des einen, verändert dies auch den Zustand des anderen. Bestimmte Gebiete der Haut und des Bindegewebes – die Headschen Zonen – können im Störfall eine erhöhte Berührungs- und Temperaturfühligkeit zeigen. Wie von den Reflexzonen bekannt, projizieren sich Störungen des Systems auf diese Bereiche.

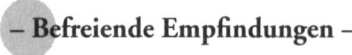

– Befreiende Empfindungen –

Projektionsfläche

Fülle	Überall im Körper
Transzendenz	Schädeldach, erster Halswirbel, Zentrum jedes Knochens
Geborgenheit	Beckenboden, Lendenwirbel, Fußsohlen
Vitalität	Genitalien, Speiseröhre, Magen, Galle, Zwölffingerdarm, Nacken- und Schultermuskeln
Liebe	Herz, Brustmitte, Handmitte, rote Muskeln

Lösung	Dickdarm
Offenheit	Nase, Ohren, Stimmbänder, Rippenbögen
Freude	Dünndarm, Leber, Bauchspeicheldrüse, Blase, Harnröhre
Klarheit	Großhirn, Nebenhöhlen, Augen, Knie und Armgelenke, Brunner-Drüsen

– Blockierende Empfindungen –

Projektionsfläche

Leere	Überall im Körper
Angst	Überall im Körper, speziell Augen, Nacken, Hals
Trauer	Überall im Körper, speziell Lungen, Binde- und Fettgewebe
Wut	Genitalien, Speiseröhre, Magen, Galle, Zwölffingerdarm, Nacken- und Schultermuskeln
Scham	Die ganze Haut, insbesondere Gesicht, Ohren und Finger
Sorge	Nieren, Haut, Mund- und Nasenwinkel, Dünndarm
Ekel	Nase, Zunge, Gaumen, Rachen, Galle
Hohn	Zähne, Zwerchfell, Speicheldrüsen
Neid	Thymusdrüse, Schlüsselbeine, Schulterköpfe

Je mehr Leid jemand empfindet, desto egozentrischer wird er. Es ist ein Teufelskreis, denn das Leid, das er empfindet, wird zum Argument, dass er als schutzbedürftiges Individuum real existiert. Das Leid, das jemand empfindet, und die Handlungen, die ihm aufgrund des Leides logisch erscheinen, verbrüdern sich unheilvoll miteinander.

In der Meditation kannst du lernen, die Ich-Ebene deines Bewusstseins zu verlassen, um inneres Leid ohne äußere Handlung zu überwinden. Du lernst, inneres Leid durch innere Handlung – und danach äußeres Leid durch innere Handlung – aufzulösen. Mir hat es auf diesem Weg sehr geholfen, mein Ego als ein Organ zu verstehen, das sich angesprochen fühlt, wenn eine Entscheidung getroffen oder ein Schmerz aufgelöst werden soll. In der Funktion, dualistische Entscheidungen zu treffen, ist das Ego sehr nützlich.

Lebensenergie kann und wird an jeder Körperstelle abgegeben, wobei die Hauptchakras und Nebenchakras besonders weit geöffnete Schleusen für die Lebensenergie bilden. Alle diese Energien sowie die Energiekreisläufe können separat angesprochen werden. Chi ist unendlich weich wie ein schönes Gefühl, weshalb sich jede Form der Härte – körperlich, geistig und emotional – auf einen Mangel zurückführen lässt. Je reiner das Chi in dir fließt, desto flexibler wirst du.

Fluide Blockaden, die sich nur in der Aura zeigen, entstehen und vergehen oft in Sekunden. Wohingegen psychosomatische Symptome und Organschäden bereits sämtliche Schichten des Meridiansystems durchdrungen haben, wenn sie körperlich manifestiert sind. Umgekehrt können Organe verletzt werden, ohne Einfluss auf das Energiesystem zu nehmen.

Helle und strahlende Farben bedeuten stets Gesundheit und Vitalität. Die Farben des Chi sind gleichbedeutend mit einem Gefühl. Die Kurven, die es beschreibt, während es um den Kopf oder Körper läuft, können als spezifische Gedanken und Gefühle interpretiert werden. Auf unserer Körperoberfläche wie in der Aura spiegelt sich, was jemand fühlt und denkt. Dabei wiederholt sich energetisch, was der Betroffene emotional erlebt oder erleidet oder was er früher erlitten hat. Eine grüne Chi-Schwade, die einmal entlang den Rippen hinunter- und über den Rücken wieder hinaufeilt, um ins Herzchakra zu münden, ist eine Reaktion, wie ich sie häufig auf Bahnhöfen und Flughäfen beobachte: »Endlich wieder vereint!« Weiße Blitze, die um den Kopf herum lodern, oder eine orangefarbene Energie, die aus dem Unterbauch hervorkocht, um in Bögen aus den Schultern oder Händen hervorgeschleudert zu werden, bedeuten eindeutig Zorn.

Leuchtendes Chi tritt aus deinem Körper, desto mehr, je konzentrierter die Energie des ihm entsprechenden Energiekreislaufes ist. Die Energiezentren sind regelrechte Scheinwerfer deiner Lebensenergie. Aus ihnen flutet das Chi, verströmt sich und sortiert sich in Hüllen, Wolken und Feldern der Aura. Deine Akupunkturpunkte befinden sich überall dort, wo sich der Zustand der Organe auf eine Energiebahn projiziert, diese Energiebahn die Richtung auf deinem Körper wechselt oder sich mit einer anderen kreuzt. [Farbabbildung 14]

Jedem Meridian kann nicht nur eine bestimmte Gefühlslage zugeordnet werden, sondern auch eine Körperhaltung. Wenn du dein Chi bündelst und auf einen anderen Menschen projizierst, kannst du Gefühle und Bewegungen auf ihn übertragen, die du allein im Geiste ausgeführt hast. Deine ätherischen Finger dringen durch die Haut des Klienten ein und versorgen seine dunkel gewordene Stelle des Körpers mit Energie. Je stärker dein Chi wird, desto leichter kannst du die Bewegung des Chi außerhalb deines Körpers lenken. Wie farbige Tentakel, die deinem Willen folgen.

Das Weiche ist dem Harten überlegen. Und nichts ist weicher als Chi. Das Harte kann sich dem Weichen weder widersetzen noch entziehen. Agieren dein Körper und dein Geist als Einheit, vermagst du deine gesamte Energie auf einen Punkt zu bündeln, um andere zu heilen oder zu verletzen.

Chi ist das Bindeglied zwischen Bewegung und Ruhe und damit die dynamische Einheit von Yin und Yang. Die Gemächlichkeit und Ruhe, die du darin findest, bedeutet weder Stillstand noch Langeweile, sondern Gelassenheit im Fluss des Lebens. Die regelmäßige Übung der Meditation und des Qigong ist die Prüfung deines Charakters und deiner Willensstärke gleichermaßen. Denn es ist ein starker und zugleich biegsamer Wille nötig, die Bahnen des Chi zu öffnen und zu weiten.

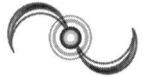

Übung der Telekinese

Für diese Übung falte ein viereckiges Stück Papier zu einem Schirmchen, das du auf eine senkrecht fixierte Nadel setzt. Achte bitte darauf, dass weder die Zugluft noch dein Atem das Schirmchen dreht. Jetzt halte deine Hände in einem Abstand von 5–10 Zentimetern von dem Schirmchen entfernt und versuche, es kraft deiner Gefühle zu drehen. Erschaffe das Bild des sich drehenden Rädchens in deinem Geist und entspanne zugleich den Körper. Mit der körperlichen Entspannung wird das Chi aus deinen Händen fließen und deine Vorstellung Wirklichkeit werden lassen. Solltest du so weit sein, dass sich das Schirmchen dreht, versuche einen Richtungswechsel und drehe es mal in die eine, mal in die andere Richtung. Jetzt versuche es erneut unter einer luftdichten Glocke. Glas ist schwer zu durchdringen, denn Glas wird mit Quarz hergestellt, also Stein. Und Gestein ist ein natürliches Hindernis für das Chi. Besser ist Kunststoff. Du kannst auch Büroklammern, Tischtennisbälle oder Streichhölzer kraft deines Chi bewegen.

»Als Hartmut mir zeigte, dass er Papier, Holz und Metall, ohne sie zu berühren, bewegen kann, konnte ich es erst nicht glauben. Aber als ich es selbst versuchte, vermochte ich es auch. Wir können unsere Lebensenergie auf Objekte übertragen.«

Krzysztof Chylak

Die Wahrnehmung erweitern

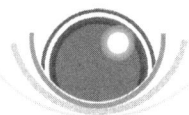

Bewusstsein ist unabhängig von Raum und Zeit. Ein Hinweis auf den Wahrheitsgehalt dieser Aussage ist die Telekinese, deren nicht lokale Wirkung über Raum und Zeit hinweg nachgewiesen wurden. Das PEAR-Institut der Princeton University hat auf diesem Gebiet Pionierarbeit geleistet. Weltweit wurden in seinem Auftrag Zufallsgeneratoren installiert, sogenannte REG (Random Event Generators). Geigenzähler im Inneren der eiförmigen Apparate messen den radioaktiven Zerfall von Strontium. Die radioaktiven Impulse entspringen dem reinen Zufall, unabhängig von jedem äußeren Einfluss. Nur eine Kraft im Universum kann den Zufall verbiegen und die Diagramme der REG zu einem unwahrscheinlichen Ausschlag bringen: das Bewusstsein des Menschen.

Sensibel wie Seismografen, reagieren die Zufallsgeneratoren auf aktuelle und kommende Ereignisse. Neujahrsfeiern, Terroranschläge, Konzerte – überall wo sich die Gefühle von Millionen Menschen ballen, ob aus Angst oder Freude, krümmt die Macht der Gefühle das eherne Gesetz der Wahrscheinlichkeit.

»Um das zu verstehen, ist es hilfreich, sich bildhaft ein Bewusstseinsfeld vorzustellen, wo von jedem einzelnen Menschen eine wellenförmige Strahlung ausgeht, die sich mit anderen Strahlungen überlagert und so ein feines Interferenzmuster bildet. Dieses Muster variiert in Abhängigkeit von den Intentionen und von dem Engagement eines Menschen.« So die offizielle Erklärung von Dr. Roger Nelson, Direktor des Global Consciousness Project.

Bewusstsein besitzt in meiner Wahrnehmung viele Zustände und Erscheinungsformen: Zu ihnen gehört das besagte Bewusstseinsfeld. Die Phänomene der Aura entstehen als ätherische Projektion dieses Bewusstseinsfeldes. Infolgedessen enthält die Aura die energetischen Interferenzen des Betroffenen sowie die Interferenzen seines Umfeldes, in das der Betroffene eingebettet ist.

Ein Meridian ist nicht nur ein Kanal für die Lebensenergie, so wenig wie ein Blutgefäß nur ein Gefäß für Blut ist. Die Meridiane sind wie Schnittflächen zwischen Diesseits und Jenseits, Innen und Außen. Die Haut mag augenscheinlich die Grenze sein zwischen Körper und Welt, in Wahrheit ist sie bloß die materielle Hülle für den materiellen Körper. Die menschliche Aura geht weit über diese sichtbare Grenze hinaus.

Wir sind Teil des Absoluten Bewusstseins, dem wir entstammen, und tauschen permanent über das Chi Informationen mit all unseren Erscheinungsformen aus. So wie du die Welt empfindest, wirkt sie auf dich zurück. Solange du wütend auf die Welt bist, wird sie dir Gründe anbieten, wütend zu sein. Wie gesagt, ich habe lange mit dieser Aussage gehadert, aber ein Mensch, der gerne gibt, bekommt auch schnell etwas. Wer anderen dient wie sich selbst, hat keine Konkurrenten.

Diese Anziehungen und Abstoßungen geschehen im Bezug auf die ganze Welt. Was immer du berührst, ja sogar in dessen Nähe du dich bewegst, färbst du mit deinen Gefühlen. Die Blockierung eines dieser Gefühle ist gleichbedeutend mit der Abschirmung des Magneten für dieses Gefühl. Du ziehst es nicht länger an.

Die Wut verstellt das Tor der Liebe. Tritts du ein in den Schatten, überschreitest du die Wut und stehst vor dem ewigen Quell der Liebe. Dem grünen Herzen des Buddha. Spirituelle Entwicklung bedeutet mitunter, selbst zu sein, was du dir von der Welt erhoffst. Das Absolute Bewusstsein versucht unentwegt, deinen Energiekörper zu heilen, und nutzt jede Chance, sofern du ihm die Möglichkeit dafür bietest. Heilung und Tod als zwei Seiten einer Medaille zu sehen, ist wahrscheinlich die anspruchsvollste Aufgabe darin. Das eine stirbt, damit das andere geboren werden kann. Wenn du von deinen »kranken Teilen« erwartest, dass sie für dich sterben, solltest du bereit sein, selbst ein wenig zu sterben, damit etwas Neues beginnt.

Die Aura

Ätherische Wolken und Felder

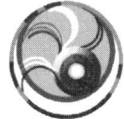

Die Aura schillert unaufhörlich in farbiger Bewegung, ihre Wolken atmen und strömen emo-lumineszent und ihre kleinste Entladung enthält den körperlich-geistigen Zustand des Menschen vollständig. Sie brennt, raucht und flimmert in einem jenseitigen Glanz.

Im Reich der Aura ist alles ätherisch: Materie, Raum, Zeit und Licht. Ich sehe sie geschichtet in abwechselnd dicken und wolkigen, dann dünnen und glimmernden Hüllen, die ich als »Chi-Wolken« und »Chi-Felder« bezeichne. Die Felder bilden hauchdünne und doch feste Grenzen, gegenläufig polarisierten Magnetfeldern gleich. Diese Felder kannst du berühren, ihnen nachspüren, wo ihr Kreisen und Strudeln Schwächen und Stärken aufweist. Ihr Glimmern – die flitzenden Impulse entlang den Armen und Beinen – wird direkt von den Meridianen angeregt.

Die Bewegungsmuster der Aurahüllen sind mit dem Meridiansystem gleichlaufend. In etwa, als wäre die Energiebahn der Projektor und die Aurahülle die Leinwand. Empfindlich ist jede Auraschicht nur für jene Impulse, die ihrer Eigenfrequenz entsprechen. Obwohl unser Körper in jeder Sekunde das gesamte Spektrum der Lebensenergie emittiert, leuchten also nur jene Frequenzen in der Aurahülle auf, in der sie selber schwingt.

Die Chi-Felder ähneln schillernden Seifenblasen: Ihre bunt leuchtenden Bahnen zeigen Möglichkeiten und Wege auf, entlang denen das Chi in Schwaden streichen kann. Mal rau, mal zärtlich streichen die bunten Schwaden entlang den projizierten Meridianen. Indem das Plus sein Minus sucht, gleitet die Energie aus unserem Körper und strömt in den Raum. Aber nicht ziellos, sondern auf der Suche nach seinem Gegenstück, durch dessen Ergänzung die Einswerdung geschieht.

Diese Hüllen oder Felder der Aura bilden keine harten Schalen, als die sie oft abgebildet werden. Sie bestehen aus keinem anderen Material als dem, was in ihnen leuchtet. Die bunten Chakras, Meridiane und Auraschichten – all dies ist ein und dasselbe: synchron und asynchron oszillierendes Chi. Egal, ob als regenbogenfarben schillernder Rauch, sprühende Fontäne oder eisähnliche Verklumpung: Genau wie Wasser ändert Chi seinen Aggregatzustand, aber niemals, was es ist. [Farbabbildungen 15 und 16]

Fasziniert bin ich von etwas in der Aura, das jeder von uns kraft seiner Vorstellung erzeugt und das ich »energetische Assoziation« nenne. Das sind in Sekunden verfügbare und von selbst wieder zerfallende Imaginationen, die energetische Auswirkungen haben. Kreative Menschen besitzen besonders viele dieser silbern blinkenden Konstrukte und Teilchen, die in fast allen Schichten der Aura herumschwirren. Mit einer energetischen Assoziation kannst du jede Möglichkeit des Bewusstseins Wirklichkeit werden lassen. Allerdings wird diese Assoziation weder emotional noch energetisch stabil sein, solange deine reale Konfiguration zu stark von der vorgestellten abweicht. Die Chakras dienen diesen energetischen Assoziationen als Energielieferant, wie jedem Vorgang in unserem Energiekörper. Daneben erfüllen diese energetischen Assoziationen Immunsystem-ähnliche Funktionen der Aura. Sie bilden transparente Objekte, die wie energetische Leukozyten oder Thrombozyten den Energiekreislauf beschützen und reparieren.

Sportler kennen die Macht der bildlichen Vorstellung. Kein Spitzenathlet kommt ohne die treibende Vorstellung an sein Ziel. Sie erschaffen das Bild einer geglückten Situation und beschleunigen dadurch die Kräfte, die sie für ihre Verwirklichung brauchen. An der Manchester University in England wurde dieses Phänomen untersucht. In dieser Studie stellte sich heraus, dass die reine Imagination einer Trainingseinheit dem Körper hilft, fit zu bleiben. Imaginationen sind keine Tagträumerei. Unsere Gedanken sind mehr als mentale Seifenblasen, sie formen sich aus dem, was sie lenken: der Lebensenergie.

Auch Candace Pert von der George Town University meint, die Gedanken der Menschen haben Auswirkungen auf ihr Immunsystem oder auf das, was sie als »Körpergeist« bezeichnet. Im gesamten Energiekörper lässt sich kein Teil ohne den anderen denken.

Aus den Chakras und Meridianen strömt die Energie, die sich in den Schichten der Aura fängt, um entsprechend ihren Frequenzen unser außerkörperliches Bewusstsein zu bilden. Diese Energieströme können unabhängig voneinander bewegt werden sowie spezifische Formen annehmen. Gefärbt von unserer emotionalen Verfassung, kann die Aura Ausstülpungen formen, Löcher aufweisen, links- und rechtsdrehend, auf- oder abgebend sein. Sie kann Störfelder hervorbringen und heftige Protuberanzen, auch körperähnliche Symptome wie Gänsehaut, Fieber und energetische Abwehrreaktionen wie Spaltung und Dissoziation.

Die Aura schichtet sich gemäß den Chakras in sieben Hüllen. Jede Hülle besitzt ihre eigene Frequenz, Dichte und Wirkung auf den Menschen und auf die Menschen um ihn herum.

1. *Chi-Wolken der Körperorgane*
   Spanne: 0–20 cm, meistens bis 2 cm. Wurzelchakra.
   Sphäre der Geborgenheit.

   Bewusstseinsfeld
   Spanne: endlos; alle Körper sind miteinander verbunden.

2. *Chi-Felder der Körperorgane*
   Spanne: 0–20 cm, überwiegend 2 cm. Vitalchakra.
   Vertikale Energiekreisläufe. Sphäre der Körperlichkeit.

3. *Chi-Wolken der Gefühle*
   Spanne: 20–150 cm, meistens bis 20 cm. Bauchchakra.
   Laterale Energiekreisläufe. Sphäre der Freude.

4. *Chi-Felder der Gefühle*
Spanne: 20–150 cm, überwiegend bis 20 cm. Herzchakra. Vertikale Energiekreisläufe. Sphäre der Liebe.

5. *Chi-Wolken der Gedanken*
Spanne: 1,5–6 m, meistens bis 80 cm. Halschakra.
Laterale Energiekreisläufe. Sphäre der Offenheit.

6. *Chi-Felder der Gedanken*
Spanne: 1,5–6 m, überwiegend 80 cm. Kopfchakra.
Vertikale Energiekreisläufe. Sphäre der Intelligenz.

7. *Chi-Licht des Absoluten Bewusstseins*
Spanne: endlos. Kronenchakra. Sphäre der Transzendenz.

Chi-Lichter der Körperzellen
Spanne: 0–0,2 cm

Dass wir am Ende dort wieder ankommen, wo wir losgelau-
fen sind, dieser Zirkelschluss gilt auch für die Hüllen der Aura.
Betrachte ich den Raum zwischen meiner Haut und dem kleinsten Lichtsaum genauer, tanzen dort winzige blitzweiße Flämm-
chen, die in allen Farben schillern und dem Kronenchakra entsprechen. Das Ende des letzten Chakras ist also der Anfang des
ersten und umgekehrt. Zeit und Raum sind aufgespannt wie ein
Zelt, deren Laken zwar voluminös erscheint, aber nichtsdestowe-
niger flach wie ein Tuch ist.

Entlang der dritten Aurahülle erlebe ich horizontale Energieströme, die abwechselnd in gleich großen Schichten den gesamten Körper umgeben. Wenn ich meine Hand in einen dieser
Ströme tauche, verspüre ich eine starke Drehbewegung in die
jeweilige Richtung, der ich mich kaum widersetzen kann. Je
nachdem, welche Schicht ich berühre, werde ich nach links oder
rechts gedreht, hoch- oder heruntergezogen.

Eine Besonderheit bilden, wie gesagt, die kleinen silbernen
Objekte, die ich als »energetische Assoziationen« umschreibe.

Auch sie bestehen – wie alles in der Aura – aus Chi, reparieren diese jedoch, bauen sie um oder verknüpfen weit auseinanderliegende Teile miteinander. Energetische Assoziationen können raumlose Tunnel bilden, durch die ein Energiefluss ohne Zeitverlust von A nach B gelangen kann. Erschaffe ich zum Beispiel eine energetische Assoziation vor meinem Zeigefinger und verbinde diese mit meinem Schulterblatt, kann ich mich mit dem Chi meines Zeigefingers zwischen den Schultern kratzen. Unterbewusst benutzt der Mensch diese Assoziationen, um sich im Tiefschlaf zu reparieren.

Ich verstehe die energetischen Assoziationen als Hilfsarbeiter des Bewusstseins oder Gedanken der Aura, also imaginäre Funktionsgruppen, die von alleine wieder zerfallen, sobald sie nicht mehr gebraucht werden. Unsere Gene, Zellen, Organe und das Bewusstsein stehen in pausenloser Kommunikation. Was unser Energiekörper dauerhaft benötigt, wird früher oder später von den Organen, Zellen und Genen zur Verfügung gestellt.

Je voluminöser die Hülle der Aura, desto feiner ist ihre Schwingung. Die Aura ist für mich so urtümlich wie spirituell, ihre Kräfte- und Farbwechsel vollziehen sich schnell. Sie nimmt sich ängstlich zurück und rückt im nächsten Augenblick vertraulich vor.

Die Chi-Felder lassen sich dem Yin zuordnen, die Chi-Wolken dem Yang. Die Felder sind weiblich, aufnehmend, offen. Die Wolken männlich, gebend, geschlossen. Für Männer gilt, dass die rechte Körperhälfte gebend, also dem Yang-Chi zugeordnet ist und die linke Körperhälfte empfänglich, also dem Yin-Chi beigestellt. Willst du das Yin-Feld der Offenheit verstärken, kannst du dich in deine linke Körperhälfte sinken lassen, während du zugleich die vordere Hälfte deines Halschakras öffnest. Dein Yin-Chi wird sich in allen Chakras verstärken und deine Sensibilität steigt an. Das sensible Yin-Chi bildet das Tor zur spirituellen Welt. [Farbabbildungen 16 und 17]

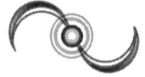

Übung zum Wahrnehmen der Aura

Stell dich einem Freund gegenüber und streiche mit deinen Händen (15–20 cm entfernt), dessen Körper entlang. Du wirst dort eine gefühlte, sich bewegende Körpergrenze spüren. Mit etwas Übung erfühlst du die Dichte, Bewegungsrichtung, die Wärme und Kälte dieser ätherischen Hülle. Sie entspricht der zweiten Auraschicht, den Chi-Feldern der Organe. Die Aura eines Baumes (10–15 cm entfernt), lässt sich ebenso fühlen wie die Aura eines Buches (2–5 cm entfernt). In meiner Wahrnehmung ist die fühl- und sichtbare Dichte der Aura verbunden mit der Bewusstheit der Dinge. Ein Stuhl besitzt weniger Bewusstheit als ein Baum und somit auch eine weniger dichte Aura.

1. Chi-Wolken der Körperorgane

Das Wurzelchakra an der Unterseite des menschlichen Körpers befreit ein rotes Chi, das uns eng anliegend wie Rauch umhüllt und einen Lichtsaum der Körperorgane bildet. Seine Energie fließt von unten nach oben, um im Zentralkanal wieder nach unten zu strömen.

Jedes Körperorgan besitzt stoffliche und feinstoffliche Bedürfnisse, die es zur Umwandlung der Stoffe und Feinstoffe benötigt. Die holografische Qualität unseres Bewusstseins bewirkt, dass jede einzelne Zelle unseres Körpers über den Zustand des gesamten Körpers informiert ist. Die homöopathische Dosis eines Giftes wird hier ebenso wahrgenommen wie der veränderte Zustand einer einzigen Zelle.

Dies ist der Lichtsaum, den ich sehe. Er beinhaltet fraktal – also sich selbst wiederholend – die energetischen Zustände aller Organe. Und so wie ein breiter Wasserstrudel schmale Wasserstrudel hervorbringt, rauchen und strahlen diese Informationen nach außen ab. Diesen Lichtsaum besitzen alle Dinge; Obst und Gemüse ebenso wie Bücher und Bilderrahmen. Der Unterschied besteht darin, dass Formen umso stärker auf sich selbst einwirken können, je mehr Bewusstheit sie besitzen. In meiner Wahrnehmung kann eine Teetasse zwar energetische Informationen speichern, diese aber nicht verändern, während ein Apfel bereits zur feinstofflichen Transformation fähig ist. Wird ein Apfel wütend angefasst, speichert er diese Erfahrung und versucht, die Energie der Wut zu transformieren. Je heilsamer ein Bewusstsein diese Feinstoffe der Welt transformiert, desto lebendiger ist es. Das lebendigste Bewusstsein von allen ist das Absolute Bewusstsein, denn es transformiert die ganze Welt.

Jeder, der eine allergische Reaktion miterlebt hat, weiß, wie schnell und in welchem Umfang unser Körper auf die kleinsten Proben reagieren kann.

2. Chi-Felder der Körperorgane

Chi-Felder unterscheiden sich von Chi-Wolken, wie sich Teilchen und Welle oder Geruch und Schall unterscheiden. In meiner Wahrnehmung sind Chi-Felder eine zweidimensionale und Chi-Wolken eine dreidimensionale Projektion unseres relativen Bewusstseins. Ein Chi-Feld in der Aura bildet die Bahnen, entlang denen das Chi fließen soll. Ob die Chi-Wolken tatsächlich diesen Bahnen gemäß strömen, ist dann eine Frage der Spannung und Dichte. Chi-Felder sind wie stehende Wellen, während Chi-Wolken rollenden Wellen gleichen. Männer reagieren stärker auf Chi-Felder – und Frauen stärker auf Chi-Wolken. Die Stärke der Wolke und des Feldes verstärkt sich mit ihrer Dichte.

Jedes Organ unseres Körpers hat in der Aura sein zuständiges Energiefeld, das den Reflexzonen entspricht. Je gesünder die

Organe sind, desto dichter ist das Chi in diesen Zonen. Gegenpolige Chi-Felder ziehen sich an, gleichpolige Chi-Felder stoßen sich ab. So werden unsere Organe, Knochen und Zellen von ihren selbst erzeugten Kraftfeldern in Position gehalten. Verschiebt sich die Polarität eines dieser Felder, kann sich das Organ verschieben. Dies ist der Grund, weshalb sogar Gleitwirbel, Knorpelschwund und Wandernieren energetisch geheilt werden können.

Wer sensibel ist, spürt die Funktionsgruppen allein durch die Berührung dieser Organfelder in seinem eigenen Körper. Das entspricht der Wahrnehmung mit dem Herzchakra. Es löst die empfundene Trennung zwischen den Körpern auf. Verbinde ich diese Wahrnehmung mit meinem Kopfchakra, erhalte ich eine Art energetisches Röntgenbild des Problems. Das ist eine mehrdimensionale Abbildung, in der ich die Blockade wie ein wucherndes Geschwür von farbigen Leitungen und Wolken umgeben sehe. Ich kann hinein- und hinauszoomen, mich umschauen, manchmal in die Vergangenheit und Zukunft der Blockade sehen, um ihre Entstehung und Entwicklung zu betrachten. Habe ich genügend Informationen über die Blockade gesammelt, beginne ich, sie mit meiner Energie aufzulösen. Ist die Heilung unvollständig, ist entweder eine Pause zwischen den Behandlungen nötig oder etwas steht der Heilung im Wege. Will ich diese Information abrufen, muss ich meinen Bewusstseinszustand anheben, meine Frequenz erhöhen.

Im Energiefeld der Körperorgane offenbart sich also der energetische Status der Organe. Dieser reagiert negativ oder positiv auf Farben, Klänge, Gerüche und Inhaltsstoffe. Die Kraftfelder der Organe sind authentisch in ihrer Wesensart. Sie offenbaren stets ihren realen Zustand, schwach oder stark, heiß oder kalt. Ich hebe dies hervor, weil jede Bewusstseinsschicht und Aurahülle auf der nächsthöheren aufbaut und ich in den folgenden Hüllen durchaus feinere Transformationen und Abwehrmechanismen beobachten kann.

3. Chi-Wolken der Gefühle

In dieser Hülle zeigen sich Gefühle in Farben und leuchtenden Wolken wie ionisiertes Plasma. Jedem Gefühl ist eine Farbe zugeordnet und ein genauer Ort, wo es entstehen und sich aufhalten sollte. So ist die Liebe grün, entströmt dem Glühen des Herzchakras, um sich entlang den Herzmeridianen im Körper zu verteilen und die Chi-Wolken um den Körper herum zum Leuchten anzuregen. Leuchten diese Wolken beispielsweise in den Händen stärker als um den Brustkorb, stimmt etwas nicht. Ein solcher Mensch besitzt zwar Liebe für seine Hände – vielleicht weil er Pianist ist –, aber nicht für sich selbst als ganzheitliches Wesen. Liebe strömt also nur in einen Aspekt seines Seins.

Gedanken regen die Chi-Wolken in dieser Sphäre ebenfalls zum Leuchten an, wobei sie von den Farben der ihnen zugrunde liegenden Gefühle begleitet werden. Es gibt keinen Gedanken und keinen Körpervorgang, der nicht von einem aufleuchtenden Gefühl in dieser Sphäre begleitet würde. Negative Gefühle oder Erfahrungen können dieses Leuchten abmildern oder ganz zum Erlöschen bringen.

Gefühls-Protuberanzen sind besonders starke Gefühle, die ihre Schicht verlassen und als kreisförmige Bögen in die nächste Ebene der Aura hineingreifen. Diese Protuberanzen entstehen bei extrem positiven und extrem negativen Gefühlen. Das subjektive Erlebnis eines solchen Übergriffs ist der Kontrollverlust. Die Freude oder die Wut überwältigen uns, und das Chi dieses Gefühls platzt gleichsam aus der Leitung. So zucken meinem Vater dunkelblaue Blitze aus dem Kopf, während er die Nachrichten sieht. Einer Plasmakugel gleich, entlädt sich hier die aufgebaute Spannung in die Aura. Sieht er etwas Beruhigendes, lösen sich die Blitze auf, werden bunter und beginnen wieder sanft zu schweifen. Regt ihn etwas auf, verharren und verhärten sich die Chi-Schweife wieder.

4. Chi-Felder der Gefühle

Aus energetischer Sicht können selbst schwer kranke Menschen wunderschön aussehen. Das kosmische Feuer brennt in uns allen, in Mördern und Buddhas gleichermaßen.

Das Energiefeld der Gefühle strahlt uns als Laune eines Menschen entgegen. Die Laune eines Menschen wirkt unmittelbar auf seine Meridiane ein und ist als Aura-Projektion auf dieser Hülle sichtbar. Die Meridiane, als ganzheitlicher Bauplan des Energiekörpers, sind hier größer und dicker als direkt auf der Körperoberfläche. Ein Reiki-Meister nutzt diese Aura-Meridiane, um besonders schonend auf den Energiekörper einzuwirken. Warum auch kaltes Metall in den Körper einstechen und diesen sich selbst überlassen, wenn die beruhigende Energie des Reiki-Meisters direkt in unseren Körper einfließen kann? Diese Form der Heilung entspricht einer energetischen Druckpunktmassage. Harte Stellen der Aura werden beruhigt, kalte Meridiane erhitzt und heiß gelaufene Organe gekühlt.

Die emotionale Verfassung einer Person strahlt in ihre Umwelt aus, egal ob uns das bewusst ist oder nicht. Unsere Umwelt wiederum wirkt auf diese emotionale Verfassung zurück. Die Welt ist wie ein Vorstellungsgespräch. Wer keine Liebe hat, wird auch nur schwer Liebe bekommen. Der Mensch kann mental durchaus das Richtige wollen, aber zuweilen emotional (noch) nicht dazu in der Lage sein, das Richtige zu tun. Mitunter sabotiert uns ein verdrängter Teil, damit wir uns der Selbstheilung widmen. Er will das Trauma erneut durchleiden, um geheilt daraus hervorzugehen. Ein paradoxes, aber kein absurdes Unterfangen.

5. Chi-Wolken der Gedanken

Mit jeder ausgedehnteren Hülle der Aura fällt eine weitere Grenze des lokalen Bewusstseins. Wir nähern uns sichtbar dem Ursprung aller Dinge an und die Bewegungen in der Aura werden größer und wellenförmiger.

Der Brite Maxell Cade entdeckte in den Sechzigern, dass hochbegabte Menschen sich parallel in verschiedenen Gehirnwellenbereichen bewegen. Ihr EEG zeigte starke Alpha- und Theta-Aktivitäten bei gleichzeitig ausgeprägten Beta- und Deltawellen. Hochbegabte konnten diese synchronen EEG-Muster auch während einer Tätigkeit aufrechterhalten, wobei sie die Annehmlichkeiten der Entspannung (Alphawellen) mit den Vorzügen der Kreativität und Erinnerung (Thetawellen) kombinierten.

Diese Wellenbewegungen im Bewusstsein, die entstehen, wenn Menschen denken, finden sich wieder in den Chi-Wolken des Geistes. In meiner Wahrnehmung sind diese hauchfein und dünn. Die einzelnen Chi-Teilchen bewegen sich weiter auseinander, aber die Schwaden, die sie bilden, sind stark miteinander verbunden, ätherischen Tentakeln gleich. Mit diesen zarten Wellen gleiten wir unentwegt über die Objekte unserer Umgebung und tasten sie ab. Scheuen unsere ätherischen Fühler des Geistes zurück, suchen anschließend auch unsere Chi-Wolken die Distanz. In ausgeprägter Form kann die Bewusstseinsenergie den materiellen Körper flüchten, in der Sprache der Psychologie »Dissoziation« genannt. Die Betroffenen wachträumen dann in weitläufigen Chi-Schwaden und stehen sichtbar neben sich. Ihre zweite und dritte Auraschicht ist dann exzentrisch zum materiellen Körper. In ihrer stärksten Form führt diese Flucht der Aura zur Aura-Spaltung. Einem Teil des Bewusstseins wird das rote Chi entzogen, es wird isoliert und verfärbt sich.

Trete ich in die Sphäre eines anderen Menschen ein, gleiten seine hellblauen Chi-Schwaden über meine Aura und prüfen mich auf mögliche Verbindungspunkte. Eine geistige Verbindung zu lösen, ist weniger schmerzhaft, als eine emotionale Verbindung abzubrechen. Menschen verbinden sich lieber erst im Geiste, bevor sie ihr Herz für jemanden öffnen, aus Angst, er könnte ein Stück davon stehlen.

6. Chi-Felder der Gedanken

Wer kennt sie nicht: die erhabene Stimmung in Bibliotheken, Klöstern oder Universitäten? Sie haucht uns kühl, doch elektrisierend entgegen. Das Energiefeld des Geistes projiziert Baupläne für Denkkonzepte in den Raum. In Gegenwart eines Chemikers beginne ich, Wasserstoffbrücken für logische Verbindungen und Moleküle für nahe Verwandte zu halten. Es ist, als belichte der Chemiker meinen Kopf mit seinem Denk-Bauplan, damit ich leichter in Verbindung mit ihm trete.

Gespiegelt zu werden ist ein Grundbedürfnis des Menschen, er will mit seiner Umwelt verschmelzen. Auch ein wütender Mensch wünscht (vorübergehend), in einer wütenden Umwelt zu leben. Genauso projiziert unser Kopfchakra seine energetischen Blaupausen in andere Köpfe und regt diese zum gleichgerichteten Denken an.

William Braud widmet sich der Erforschung dieses Feldes, indem er die Gehirnwellen seiner Probanden misst. Bemühen sich zwei Menschen um eine geistige Verbindung, beginnen sich ihre EEG-Muster zu synchronisieren.

Für das Chi dieser Ebene gilt ebenfalls: Das Gleichlaufende synchronisiert das ungleich Laufende, und das Dichtere gibt dem Dünneren. Angenehme und damit gesunde Bewusstseinszustände, die sich in der Aura spiegeln, zeichnen sich durch synchrone Farbmuster in beiden Körperhälften aus. Der Mensch ist bilateral gebaut, aber je einheitlicher er schwingt und je bunter er gefärbt ist, desto besser fühlt er sich subjektiv und desto ordentlicher ist sein Bewusstsein geschichtet.

Die einfachste Übung, die ich zur Synchronisation dieses geistigen Energiefeldes kenne, ist die Konzentration auf ein Ohr. Jedes Ohr beinhaltet wie ein Embryo unseren gesamten Körper und ist auch neurologisch mit beiden Gehirnhälften verdrahtet.

Lass dein Bewusstsein entspannt in das Ohr sinken, und dein Energiefeld des Geistes synchronisiert sich von selbst.

7. Chi-Licht des höchsten Bewusstseins

Dieses hellweiß strahlende Chi entströmt dem Kronenchakra und durchdringt ohne Mühe die Interferenzen der vorhergehenden Aurahüllen. Wie das Kronenchakra selbst wird auch diese Schicht der Aura von den unteren Schichten des Bewusstseins nicht berührt. Ähnlich dem Sonnenlicht enthält sein strahlend weißes Chi das gesamte Farbspektrum mit sämtlichen Wirkungsformen. Es ist dem Absoluten Bewusstseins so nahe, dass es ihm geradewegs entströmt.

Die engen Grenzen eines isolierten, von seiner Quelle abgetrennten Körpers sind überschritten. Es gibt auf dieser Ebene der Aura keine Trennung mehr. Du kannst Informationen bewusst senden und empfangen. Energetische Interferenzen sind auf dieser Ebene ebenfalls nicht länger an den Raum und die Zeit gebunden. In meiner Wahrnehmung erscheinen die Interferenzen zuweilen als winzige, hell leuchtende Kugeln, die wie ineinander gedrehte Homunkuli die energetische Verfassung anderer Personen enthalten. Dieser energetische Status eines anderen Menschen kann vergrößert, kopiert und verändert werden.

Eine Klientin tat dies unbewusst, während ich mich mit ihr unterhielt. Gerade so als würde sie auf das Icon einer Internetseite klicken, rief sie den energetischen Status eines Menschen auf, vergrößerte ihn, bis er das Volumen ihrer Aura erreichte, und imitierte dessen schlechte emotionale Verfassung. Sie verdunkelte sich. Die Klientin kopierte mit ihrer Aura diese räumlich entfernte Gefühlswelt – was ihr sichtbar zusetzte. Als ich sie auf ihre Gefühle ansprach, berichtete sie, dass sie gerade an eine alte Freundin gedacht habe, der es seit Jahren sehr schlecht gehe.

DRITTER TEIL

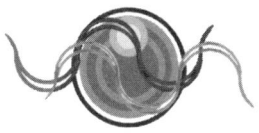

– Die energetische Heilung –

*»Und glaube nicht, du kannst den Lauf der Liebe lenken,
denn die Liebe, wenn sie dich für würdig hält,
lenkt deinen Lauf.«*

Khalil Gibran

Kundalini-Erweckung

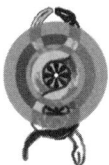

Um deinen Geist zu erleuchten, tauchst du in die lichte Klarheit des Gewahrseins und erkennst, was du bist. Willst du hingegen deinen Körper reinigen, ist keine Kraft stärker als die der Erde, symbolisiert in der Schlange Kundalini. Die Kundalini entspricht nach meiner Erfahrung dem roten Chi des Wurzelchakras. Das besondere dieser roten Energie ist seine energetische Nähe zur Gravitation sowie zum Magnetismus. Es ist das wichtigste Resonanzfeld in unserer frühkindlichen Entwicklung und geht mit dem Urvertrauen einher. Vergrößerst du dein Wurzelchakra oder wird es von außen verstärkt, fühlst du dich wohl und behaglich. Du kannst die Schwingungen der Geborgenheit ausbreiten und durch deinen Körper lenken, bis über den Kopf hinaus (siehe Bild Seite 158). Du gewinnst Vertrauen in deine eigene Transzendenz. Damit werden die Erleuchtung deines Körpers und die Erleuchtung deines Geistes im Chi vereint. Die vormals geistige Erleuchtung wird körperlich und eine körperliche Erweckung geistig.

Du bist weder Körper noch Geist, sondern das Eine, das zugleich beides ist.

Je höher das rote Chi steigt, desto höherfrequente Schwingungsmuster kannst du willentlich erzeugen und desto vielgestaltiger sind deine Werkzeuge, dich und andere zu heilen.

Der schlängelnde Aufstieg der Kundalini öffnet und reinigt die Energiezentren unseres Körpers. Das Herzchakra in der Brustmitte stellt für diesen Prozess das Zentrum dar. Es stellt die Weiche zwischen inneren und äußeren Einflüssen, die hinein oder nicht hinein, die hinaus oder nicht hinaus dürfen. Kann der rote Energiestrom dein Herzchakra passieren, wandert er weiter über den Hals und den Kopf bis über den Scheitel hinaus.

Egal wann, egal wo diese Erfahrung gemacht wurde, die Berichte ähneln sich. Die Namen für die Lebensenergie und Energiezentren wechseln, das Resultat eines voll entwickelten Gefühlsspektrums bleibt gleich.

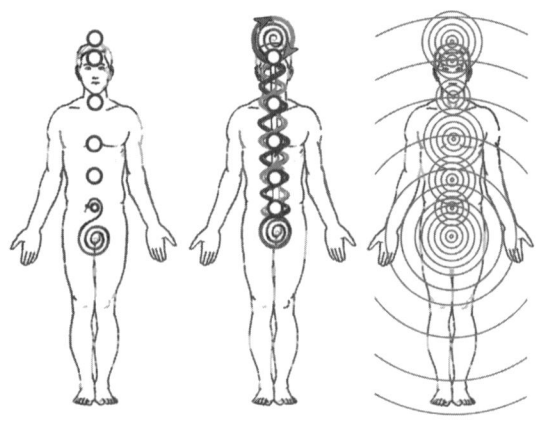

Die Vorstellung einer Schlange ist symbolisch gemeint. Die Schwingungen jedes Chakras erzeugen ein Feld, das die anderen zum Mitschwingen anregt. Öffnet die Energie aus dem Wurzelchakra die höher liegenden Chakras, entspricht dies der Kundalini-Erweckung.

Die Trennung zwischen Ich und Unterbewusstsein aufzugeben, ist bei uns im Westen kulturbedingt derart ungewöhnlich, dass große Ängste damit verbunden sind. Der dunkle Keller unserer Psyche kann aber nur für jene ein Ort des Schreckens sein, die ihre Leichen dort für immer und ewig begraben lassen wollen. Zu erleben, wie fühlende Energie oder die Energie der Gefühle den Körper durchwandert, auf Widerstände stößt, Umwege geht und sich auflöst, ist jedem beschieden, der meditiert. Diesen

Strömungen in sich und fremden Körpern nachzufühlen, Blockaden und Widerstände mit den Händen auszustreichen, kann zu einer spirituelle Erfahrung werden, die das Leben verändert.

Aber nichts im Leben ist ohne Risiko. Während der Stabilisierung meiner Kundalini-Erweckung traten Herzrhythmusstörungen auf. Als die wichtigsten Energiezentren – bis auf das Herz- und das Halszentrum – geöffnet waren, kam es zu einem »Stromüberschlag«. Das beschleunigte Chi der übrigen Chakras konnte nicht durch den blockierten Zentralkanal fließen. Also wich es auf die dünneren Energiekanäle entlang der Haut aus. Diese dünnen Drähte liefen regelrecht heiß. Rot erhitzte und extrem berührungsempfindliche Hautpartien waren die Folge. Ebenso waren die Reflexzonen des Herzens und des Halses überreizt.

Der willentliche, Ich-bewusste Eingriff in das feinstoffliche Kreislaufsystem störte zu Beginn die autonomen Vorgänge. Mal verursachte die Meditation lindernde und lösende Folgen, mal zeigte sie schmerzhafte und blockierende Ergebnisse. Ohne Erfahrungen mit diesem diffizilen Energiegeflecht wusste ich nicht, was ich tat. Zudem fühlten sich viele Fortschritte zunächst wie Rückschritte an. Sobald die Lösung einer großen, physischen Blockade näher rückte, empfand ich ihren verborgenden Schmerz stärker, nicht schwächer. Es wurde immer erst schlimmer, bevor es besser werden konnte. Das erfordert die Überwindung des animalischen Instinktes, des »inneren Affen«, der kreischend flüchten will, sobald ihm etwas beängstigend erscheint.

Die Belohnung, die am Ende dieser Mühen auf dich wartet, ist jede Strapaze wert. Unter anderem kannst du bewussten Zugriff auf deine Hormondrüsen erlangen. Dies bedeutet nicht weniger, als dass du Kontrolle über jene Mechanismen erhältst, die dein mittel- und langfristiges Verhalten steuern. Seelisches Wohlbefinden spiegelt sich im körperlichen Wohlgefühl, und körperliches Wohlgefühl spiegelt sich in der Seele. Werden beide in der Welt gespiegelt, findest du die Welt in dir. Ein Innen oder Außen existiert fortan nicht mehr.

Gemessen daran, wie verbreitet es ist, sich selbst systematisch unglücklich zu machen, ist es höchste Zeit, dass wir lernen, uns systematisch glücklich zu machen. Ein leidender Mensch handelt unfrei. Je stärker wir leiden, desto unfreier handeln wir. Diese Verwicklung nennen wir »Karma«. Deshalb ist Selbstentfaltung spirituell, selbst wenn ihre Triebfeder es nicht sein sollte. Der einzige Weg aus dem Leid führt zu Liebe und Selbstlosigkeit.

Jedes Bewusstsein hat eine unangenehme Prägung erfahren, die es rückgängig machen muss, will es zu der göttlichen Form zurückfinden, die es im Innersten ist. Mit der Ich-Perspektive hast du die Fähigkeit verloren, dich als Ganzes zu empfinden. Du glaubst, dass einzelne Qualitäten des Menschen nur in einzelnen Menschen zu finden seien. Du erlebst dich als schutzbedürftiges Individuum, das von psychologischen Mechanismen und biologischen Faktoren bedingt ist, die es nicht selbst bestimmt. Du kannst jedoch lernen, deine Gefühle zu klären und zu erweitern, womit deine Haut ein farbempfindliches Organ und die Organe kommunizierende Teile deiner selbst werden. Die Oberflächen des Sichtbaren und Verstehbaren mögen endlich sein, die Tiefen des Gefühls sind es nicht. Du bist mehr als ein zufällig zusammengewürfeltes Gefüge von Hirnzellen und Sternenstaub. Wir sind ein und dasselbe, und je näher du dieser Wahrheit rückst, desto freier wirst du von der Umgrenzung der Materie sein.

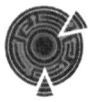

Restrukturierung des Energiekörpers
– Heilung von Borderline –

Als wir uns gegenüberstehen und unsere beiden Aurafelder ineinanderfließen, umgreifen Trauer und Wut mein Herzchakra wie eine Kralle und drohen es zu zerdrücken. Erstmals seit der Praxiseröffnung muss ich mich für einen Augenblick von der Klientin abwenden, um meinen Energiekörper für diese extremen Energien zu präparieren.

Ich biete der Klientin einen Tee an und verlasse das Zimmer. Im Nebenraum weite ich mein Herz und Wurzelchakra und erzeuge eine Art Schutzschild vor der Brust, aus dem ich hinausstrahlen kann, doch nichts hereinkommt. Zudem weite ich die Dickdarmmeridiane in den Armen und Beinen, damit sie wie Blitzableiter fungieren.

Bei einem durchschnittlichen Menschen verwandelt der Energiekörper (gespiegelt im Gehirn) emotionale Schmerzen in körperliche Schmerzen. Wir fühlen augenblicklich, wenn etwas mit der Beziehung zu uns selbst oder zu anderen Menschen nicht stimmt. Im Fall von Borderline bleibt der Schmerz aus. Das rote Chi des Wurzelchakras ist derart blockiert, dass keine stabile Verbindung zwischen feinstofflichen Gefühlen und grobstofflichem Körper erhalten bleibt. Die frühe Schädigung des Wurzelchakras führte zu einer chronischen Unterversorgung des Energiekörpers in der gesamten Entwicklung. Die Betroffenen besitzen kein Vertrauen, weder zu sich selbst noch zu anderen. Jede zwischenmenschliche Situation, die ein wenig Vertrauen erfordert, kann einen solchen Menschen überfordern. Zum Teil fühlen sie hochfein, was für Schwingungen sie empfangen, und sind zugleich taub und blind für die Signale, die sie senden.

Mit den negativen Gefühlen werden auch die positiven Gefühle unterdrückt. Die Betroffenen sind an wechselnden Stellen beklemmt und bedrückt, zum Teil wie versteinert. Darum ritzen sich Borderline-Betroffene mit scharfen Gegenständen oder fügen sich anderweitig körperliche Schmerzen zu. Der Schmerzreiz aktiviert das Wurzelchakra und verbindet die feinstoffliche Energie mit dem grobstofflichen Körper.

Zurück bei der Klientin, überreiche ich den versprochenen Tee. Während sie ihn trinkt, betrachte ich ihre Aura genauer. Um ihren Kopf zeigen sich starre Chi-Schweife, der Volksmund würde sie »halsstarrig« oder »dickköpfig« nennen. Der Energiekörper der Klientin ist flächendeckend verdunkelt, regelrecht fragmentiert. Die Organkreisläufe sind der hemmenden Wirkung der Angst unterworfen. Der Dickdarm ist trocken und überreizt und die Milz ist zu feucht, als wäre sie von etwas verklebt. Normales Chi ist fein wie Weihrauch, aber dieses Chi ist hölzern, wie eine Stange, die aus dem Kopf herausragt. Fasse ich hinein, fühlt es sich an, als würde etwas an meinen Fingern kleben bleiben.

Noch während sie ihren Tee trinkt, beginne ich mit der Heilung. Ich erschaffe das stärkste Chi-Feld des Wurzelchakras, zu dem ich fähig bin, mit der Folge, dass sich die Klientin beruhigt und zu reden beginnt. Wäre ich Psychotherapeut, würde ich auf ihre Worte eingehen und wir könnten Stunden über Stunden, Wochen und ganze Monate damit zubringen, über ihre Wut zu reden – mit wenig Erfolg. Als energetischer Heiler reagiere ich indes auf ihre psychokinetische Energie, das Chi. Die Quelle für all ihre Wut ist die Wut auf ihre Mutter.

Einfach Energie in das System einzuspeisen, ist bei Borderline wenig erfolgversprechend. Das Chi fließt wieder heraus wie Wasser aus einem Krug mit hundert Löchern. Wir müssen erst die Löcher stopfen, bevor wir den Krug füllen. Das bedeutet, den Energiekörper der Klientin von möglichst vielen energetischen Widersprüchen zu befreien.

Ihr Energiekörper sendet unvereinbare Signale aus. Die gegenläufigen Aspekte der Seele spiegeln sich dynamisch im Körper wider. In meiner Wahrnehmung changiert die Klientin wie ein farbwechselndes Mineral. Während der linke Unterarm kalt ist wie ein Fisch, hart und fahl, scheint der rechte Unterarm vor Wärme zu glühen, sein Chi ist elastisch und weich und zeigt einen gesunden Farbton. Eine Minute später ist die Situation plötzlich vertauscht.

Ursache hierfür sind die im Energiekörper eingelagerten Gefühlsblockaden, die verschieden lange Schatten auf den materiellen Körper werfen. Die Klientin versucht, sich jeder Situation anzupassen, auch gegen ihren Willen. Ein paradoxes Verhalten, das ihre Aura reflektiert.

Ich projiziere den großen Energiekreislauf auf den Körper der Klientin. Das rote Chi fließt von den Fußsohlen die Kniekehlen hoch, durch die Hüften, den Rücken hinauf bis zum Kopf und auf der Bauchseite wieder hinunter. Die Klientin projiziert sehr starkes Chi und introjiziert sehr wenig. Sie sendet extreme Gefühle aus, nimmt aber meine Energie nur widerwillig an. Sie ist wie ein Kleinkind, das den Brei ausspuckt. Sie wünscht sich meine Energie selbst einzuverleiben. Während sie vorderhand Energie bekommt, versucht sie, hinterrücks Energie aus meinem Körper zu entnehmen. Die frühe Erfahrung, dass die Versorgung über die Mutter unberechenbar war, hat das Vertrauen in die Versorgung von außen zerstört. Die Klientin will sich selbst mit meiner Liebe und Geborgenheit »füttern«.

Sie ist hartleibig und stark verspannt. Knochen, Gelenke und innere Organe sind stark betroffen und werden von mir mit einer Mischung aus rotem und weißem Chi versöhnt. Die normalen Versorgungsschleifen über das Wurzelchakra wurden an vielen Stellen vollständig unterbrochen. Jetzt müssen andere Chakras dafür herhalten, die weniger dafür geeignet sind. So finde ich in ihrem Herzchakra verdickte Meridiane des Kopfchakras. Der Volksmund würde diesen Zustand als »kaltherzig« bezeichnen. Es fehlt die mütterliche Wärme des Wurzelchakras. Als ich rotes Chi ins Herz gebe, beginnt die Klientin so heftig zu schluchzen, dass wir pausieren müssen.

Was ich tue, gleicht dem Zusammenkleben der Seele. Ich versöhne die fragmentierten Stücke ihres Energiekörpers. Der Zustand ist extrem: Meridiane unterjochen sich gegenseitig, wie ich es nie zuvor gesehen habe. Organe saugen sich gegenseitig Energie ab und projizieren wahllos ihre heftigen Impulse in den Körper. Das Ego der Klientin rührt je nach Laune ihren Selbsthass, die Trauer oder Angst hinein, wodurch die instabilen Zustände noch weiter eskalieren.

Die Schwierigkeit besteht für mich darin, die hohe Frequenz des Chi in dieser Intensität so lange aufrechtzuerhalten. Jede Energie wird in bedingungsloser Form benötig. Die Heilung geht rasch über meine Kräfte. Mein Bewusstsein ist aufgespannt wie ein Schirm. In dieser großen Fläche verschwindet die Person, die ich bin, und räumt den Platz für eine Kraft, die immer weiß, was zu tun ist und wie es getan werden kann.

Welle um Welle schickt sie durch meinen Körper und in den Körper der Klientin hinein. Impulse von solcher Intensität, wie ich sie noch nie erlebt habe. Die Schädelplatten der Klientin bewegen sich hörbar und werden wieder beweglich, ihr Bauch vollführt gluckernd wellenförmige Bewegungen, ihr Hals wird weich und ihr Rücken entspannt bis auf die Knochen.

Als ich meine Augen wieder öffne, lächelt mir eine glückliche Frau entgegen. Das tränenverschmierte, ängstlich und kummervoll verzogene Gesicht ist verschwunden. Vor mir liegt ein neuer Mensch. Ihre Wangen sind rosig, ihr Körper entspannt, ihr Energiefeld ist friedlich.

Sie möchte gerne so liegen bleiben, sagt sie. Also liegt sie noch eine Stunde allein im Zimmer und genießt ihren Körper. Die Arbeit war anstrengend und dauerte zwei Stunden. In den folgenden Sitzungen erholt sie sich rasch. Bald darauf kann sie die Klinik verlassen und in ihren Beruf zurückkehren. In einem langen Brief hat sie mir ihr neues Leben geschildert. Drogen, Zigaretten und das Ritzen mit der Rasierklinge liegen hinter ihr. Allein ihr Traummann fehlt noch zum vollständigen Glück.

Blockaden lösen

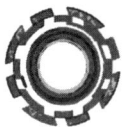

Wie Siegfried von Xanten bedecken uns überall dort Schwachstellen im Körper, wo uns eine positive Erfahrung fehlte oder eine negative nicht erspart blieb. Unangenehme Erfahrungen, deren Gefühle wir nicht handeln konnten, wurden in der Situation verdrängt. Das Ego belastet damit den Körper und der Körper blockiert fortan den Fluss des Chi. Der gesamte Gewebe-, Muskel- und Knochenapparat dient hierbei als Speicher für ungewollte Gefühle.

Für die Blockaden gilt, dass selten ein singuläres Ereignis das Trauma formte, welches unser Chakra, Teile des Chakras oder einzelne Meridiane verstopft. Meistens sind es Dutzende kleiner Erlebnisse, die wiederholt in die gleiche Wunde stachen, bis das dunkle Narbengewebe entstand. Der Mensch schützt sich reflexartig vor Verletzungen und schnürt das Chakra zu. Nehmen wir zu viele negative Gefühle über die Umwelt auf, reduzieren wir die Sensibilität unseres Energiesystems. Wir verkleinern ein Chakra oder schließen es ganz, um unempfindlich gegenüber negativ empfundenen Einflüssen zu werden.

Die eigentlichen Probleme entstehen nicht aus der negativen Erfahrung, sondern aus der Abwehrhaltung diesen Erfahrungen gegenüber. Gefühle selbst sind weniger das Problem, als dass wir uns nicht gestatten, sie zu hegen. Wut auf die Eltern, falls diese uns nicht bedingungslos liebten, ist völlig legitim. Angenommen und empfunden, würde die Wut in Trauer und die Trauer in Verzeihen übergehen. Erst der Wunsch, die Wut weder zu besitzen noch zu fühlen, macht krank.

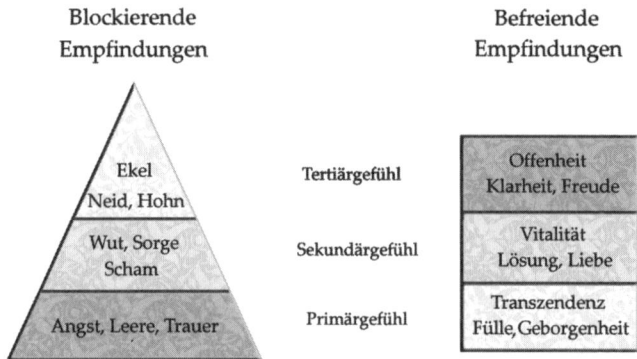

In diesem Zusammenhang spreche ich von einer Gefühlshierarchie, die wir als Menschen während einer Heilung oder Selbstheilung durchlaufen. Diese Hierarchie gilt für befreiende und blockierende Empfindungen gleichermaßen. Befreiende Empfindungen erzeugen im Übermaß Gefühls-Protuberanzen, aber niemals Blockaden. Darum will ich mich hier auf die blockierenden Empfindungen innerhalb der Hierarchie beschränken.

Innerhalb der Gefühlshierarchie unterscheide ich drei Gefühlsarten, die aufeinander aufbauend eine Pyramide bilden: das Primärgefühl, das Sekundärgefühl und das Tertiärgefühl.

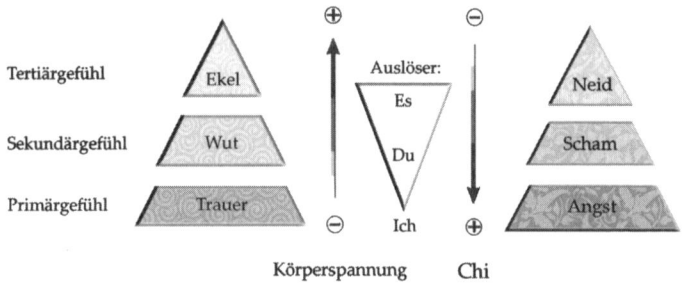

Die Gefühlshierarchie zeigt: Ekel ist nicht realisierte Wut, und Wut ist nicht realisierte Trauer. Entspannen wir uns, werden wir uns der tiefer liegenden Schichten unserer Gefühle gewahr.

Jede Kultur auf diesem Planeten kennt eine Basis der Gefühle, auf der wir gemeinsam stehen. Es sind jene Gefühle mit dem größten Bezug zu uns selbst. Wir verhandeln sie mit uns allein und projizieren sie nicht auf ein Gegenüber. Dies sind die *Primärgefühle*; sie lauten: *Leere, Angst* und *Trauer*. Ihre positiven Gegenstücke sind: Freude, Geborgenheit und Liebe. Zusammen bilden sie unzertrennliche Paare, worin das eine Gefühl der Widerpart des anderen ist. Mit dem tiefen Empfinden der Leere steigt die Freude wieder auf. Die Angst erweckt unsere wahre Stärke. Und in der Trauer schmelzen wir auf unseren liebenden Kern zurück. Menschen in Trauer sind Menschen ganz bei sich, nah an ihren authentischen Gefühlen. Trauer macht die Menschen echt und ehrlich. Ist ihre Trauer blockiert, werden sie falsch und link.

Die Primärgefühle können von uns selbst aufgelöst werden, ohne dass wir eine äußere Handlung vollziehen müssen. Dies ändert sich mit den *Sekundärgefühlen;* sie heißen: *Wut, Scham* und *Sorge*. Nimmt unsere Körperspannung zu, meiden wir die Berührung der Wunde und blicken auf der Suche nach Linderung von uns weg. Der Auslöser für unserer Gefühle wird nun im Außen wahrgenommen, was auch eine äußere Handlungen notwendig erscheinen lässt. Sekundärgefühle kommen nicht ohne ein Gegenüber aus. Wir wollen sie nicht länger allein mit uns verhandeln. Wut, Scham und Sorge richten sich zwangläufig auf ein äußeres Objekt.

Sobald wir entspannt unsere Wut zulassen, entdecken wir die Trauer dahinter. Wir können jetzt den wahren Ursprung unserer Gefühle identifizieren und die Trauer löst sich über ihre Empfindung auf. Für den Hellsichtigen erscheint dieser Prozess als ein Durchleuchten einer dunkel verklumpten Stelle des Energiekörpers mit Chi. Mitunter wird auch ein Schatten des Energiekörpers tief in die Chakras gezogen und löst sich dort auf. Mein Begriffsvorschlag für diese beiden Arten der energetischen Reinigung lauten: »(Selbst-)Heilung durch Chi-Projektion« und »(Selbst-)Heilung durch Chi-Introjektion«.

Meist geht der Trauer die Einsicht in die eigene Ohnmacht voran, dass keine Handlung der Wut oder des Hasses den so sehnlich erwünschten Zustand wiederherstellen kann. Die Lösungssuche schwenkt von außen nach innen und findet die pochende Wunde der Trauer. Wer in seine Beschämung hineinfühlt, wird dort ebenfalls Trauer entdecken: die Trauer über einen sozialen und emotionalen Verlust. Und selbst die Sorge ist eine Mischung aus ängstlich überreizter Trauer und löst sich entsprechend der Gefühlshierarchie auf.

Wie Kinder uns lehren, ist Trauer die erste und wichtigste Form der Selbstheilung. Wer seine Trauer verhindert, verdichtet seine Körperspannung und blockiert die Flüsse des Chi, die den Impuls der Trauer in sein Innerstes tragen würden. In der so geschaffenen Distanz zu den eigenen Gefühlen kann der Betroffene sich selbst als Quelle der Gefühle vergessen und die Ursache seines Problems in der Außenwelt suchen. Eine andere Person oder die Lebensumstände ragen jetzt als Ursprung des Missmuts hervor. Flieht der Betroffene die aufglühende Wut ebenfalls, kann er sie sublimieren. Es entstehen die *Tertiärgefühle: Ekel, Neid* und *Hohn.*

Wer die Tertiärgefühle bewusst auflösen möchte, muss bereits drei Stufen der Gefühlshierarchie durchlaufen. Neid offenbart sich als Mischung aus Scham und Wut, die beide aus Angst und Trauer hervorgehen. Im Fall des Neides lautet die Frage an uns selbst:»Bin ich gut genug?« Und die Antwort ist wahrheitsgemäß: »Im Vergleich dazu siehst du schlecht aus.« So entsteht das Primärgefühl Trauer, das – nicht realisiert – zu Scham wird, die wiederum – nicht realisiert – zu Neid heranwächst.

All die eben beschriebenen Prozesse durchlaufen wir in Sekundenbruchteilen. Wir können sie jedoch zurück in unser Bewusstsein heben, um die »Schienen« neu zu verlegen, entlang denen unsere Gefühle verlaufen.

Meditation führt uns näher an unsere Quelle heran. Die Pyramide der Gefühlshierarchie wird ein Bungalow. Du bleibst mit deinen Gefühlen auf dem Boden und hebst vor Wut nicht mehr ab.

Unsere wahren Gefühle zu kennen und zu benennen, ist entscheidend. Im Leben können wir die äußeren Faktoren nicht immer bestimmen, aber die inneren Faktoren verändern. Aussöhnung mit uns selbst kann nur in uns selbst stattfinden.

Diese offene Haltung einzunehmen, ist natürlich leichter gesagt als getan. Kraft des Willens verschiebt der Mensch unangenehme Gefühle von der Mitte der Chakras an die Ränder seines Bewusstseins, in die Gliedmaßen, Organe, Gelenke und Muskeln. Hier empfindet er ihr Vorhandensein nicht mehr. Sie liegen unter der Wahrnehmungsgrenze des Ich-Bewusstseins. Diese unversöhnten Gefühle werden jetzt über chronische Spannungszustände, psychosomatische Beschwerden, Depressionen oder Krankheiten auf sich aufmerksam machen.

Jede Verletzung, die du scheinbar von anderen Menschen erfährst, ist darum ein Hinweis auf die Verletzungen in dir. Dieser durchaus steinige Weg der Versöhnung mit sich selbst endet erst, wenn wir die Vollkommenheit jedes Augenblicks als wahres Wesen unseres göttlichen Selbst erkennen.

Um die Blockaden der Meridiane und Chakras aufzulösen, bedarf es der richtigen Schwingung. Dies kann die ihnen gemäße Tonfrequenz sein, die ihnen zugehörige Farbe oder auch Körperhaltung und -bewegung. Dem Weg, wie eine Blockade entstand, sollte auch ihre Auflösung folgen. Eine energetische Blockade steht immer für ein negatives Gefühl, das von einer Ebene verschoben wurde und diese Ebene des Bewusstseins noch einmal durchlaufen muss, um harmonisch zu sein. Je wütender, trauriger und verzweifelter jemand in seinen tieferen Bewusstseinsschichten ist, desto schlechter wird sein Chi fließen. Starke Blockaden verhindern so ihre eigene Heilung. Stößt das Chi auf eine Blockade, die es nicht aufzulösen vermag, wird es davon verschluckt, verlangsamt, gestoppt oder zurückgeschickt.

Erfahrungen aus der Kindheit sind hier besonders prägend. Als Kinder haben wir die Situationen ungefiltert erlebt. Die Liebe der Mutter war die uneingeschränkte Liebe der Welt – und der Entzug dieser Liebe ihr totaler Verlust. Als Erwachsene können wir negative Erlebnisse im Leben in Relation zu früheren Erlebnissen setzen. Als Kinder konnten wir das nicht. Wir besaßen diese Relationen noch nicht.

Geprägt werden die Chakras des Menschen also von unten nach oben, beginnend mit dem Wurzelchakra über das Vitalchakra, das Bauchchakra, bis hinauf zum Kronenchakra, wobei jede Entwicklungsstufe die nächstfolgende bestimmt. Kontrolle übt der Mensch hingegen von oben nach unten aus, wobei Erfahrung und Erkenntnis ineinandergreifen.

Das Netz der Meridiane auf der Haut bildet die Schnittfläche all unserer stofflichen und feinstofflichen Körper. Chi verbindet diese Körper, indem es darin strömt und Informationen verteilt. Fließt unser Chi zu schnell, kann es die Zellen des materiellen Körpers nicht ausreichend mit Informationen versorgen. Fließt es zu langsam, bleibt es in den Muskeln stecken oder lädt seine Information dort ab. Migräne und Clusterkopfschmerzen sind typische Symptome für (autoaggressiv) blockiertes Chi. Viele Migräne-Patienten sehen oder hören sogar übersinnlich kurz vor einer Attacke. Die Energie durchbricht die Ich-Ebene, um auf einen unversöhnten Schmerz hinzuweisen. Aber statt sich dem Schmerz zu widmen und ihn zu fühlen, ärgern sich viele über ihren Körper und schlucken Tabletten. Die Erfahrung der energetischen Selbstheilung bleibt aus. [Farbabbildung 10]

Jedes Organ besitzt sein eigenes Chi, das in Kreisläufen mit jedem Teil des Körpers verbunden ist. Ein Körper, in dem Chi reibungslos fließt, beherbergt einen freundlichen Geist. Und je freundlicher jemand wird, desto reibungsloser wird die Energie in ihm fließen. Nehmen die negativen Gefühle überhand oder blockieren sie ein bestimmtes Organ zu stark, kann der Betroffene erkranken, physisch, psychisch und spirituell.

Blockaden sind daher wie Straßenschilder für das im Körper kreisende Chi. Sie sagen den einzelnen Teilchen, wie schnell, wie langsam, wohin (und wohin nicht) sie fließen sollen. In diesem Zusammenhang möchte ich von fluiden und kristallinen Blockaden sprechen. Die fluiden Blockaden sind wie Ampeln, die je nach Tageszeit und Stresslevel den Durchfluss des Chi zulassen oder verhindern, während die kristallinen Blockaden fest zementiert sind und selbst im Tiefschlaf nicht geheilt werden. Je mehr Straßenschilder in unserem Körper aufgestellt wurden, desto schwieriger wird es für unser Chi, bunt und munter darin zu fließen.

Erwähnenswert ist, dass fluide Blockaden in ihrem emotionalen Inhalt wechseln können, während der emotionale Gehalt einer kristallinen Blockade fixiert ist. Bei einer kristallinen Blockade ist also ein ganz bestimmtes Gefühl an einer ganz bestimmten Stelle des Körpers blockiert, während bei einer fluiden Blockade ein aktuelles Gefühl eine aktuelle Stelle des Körpers blockiert.

Einer der bedeutsamsten Schritte auf dem Weg der Selbstheilung ist die Trennung zwischen Gedanke und Gefühl. Je stärker jemand leidet, desto dinglicher werden seine Gedanken. Etwas Geistiges wird so real wie ein Ziegelstein, mit dem derjenige nach dem vermeintlichen Schuldigen schmeißt. Unangenehme Gedanken, die ungewollt erscheinen, haben einen Leidensdruck als Ursache. Verfolgen wir die negativ wertenden Gedanken zu ihrem emotionalen Ursprung zurück, werden unsere Gedanken transparenter für die verdeckten Gefühle dahinter. Behalten wir diese Blickrichtung bei, werden unsere Gefühle durchscheinend für den Fluss der Lebensenergie darin.

Durch die Chakras haben Gefühle ihren genau definierten Ort im menschlichen Körper, wo sie entstehen und ihre Blockaden aufgelöst werden. Liebe fühlst du in der Mitte deiner Brust, im Herzchakra. Trauer über das Fehlen dieser Liebe kannst du hier, im Zentrum der Liebe, nachspüren, dort wo sich Kummer in Liebe verwandelt. Erträgt ein Mensch den Schmerz über das Fehlen der Liebe nicht, verschiebt er ihn wie eine dunkle Wolke vom Zentrum seiner Entstehung weg. Je weiter er die Wolke wegschiebt, desto unzugänglicher wird sie für ihn. Diese Verdrängung aus der Alltagswahrnehmung ist nur für das Ego real, nicht für den Rest des Bewusstseins. Tief in sich spürt der Mensch immer noch den Schmerz, der ihn traurig, nervös oder krank macht.

Ziel der Selbstheilung ist, diese dunklen Schatten bis zu ihrem ursprünglichen Platz zurückzuverfolgen, wo sie empfunden und überwunden werden können. Ist eine Blockade sehr groß, kannst du sie in Schichten abtragen, indem du dich ihr immer wieder in kleinen Etappen näherst.

Individuelle Unterschiede in der energetischen Verschiebung können aus der Entstehungsgeschichte dieser Gefühle herrühren. Die Blockaden bilden dabei ebensolche energetische Funktionsgruppen wie die Organe und Meridiane. Zudem spiegeln sich die Blockaden ebenso wie unsere Körperorgane holografisch in unserem gesamten Körper.

In diesem Zusammenhang unterscheide ich in der Praxis zwischen Primär-, Sekundär-, Tertiär- und Quartär-Blockade.

Die *Primär-Blockade* einer Funktionsgruppe könnte zum Beispiel Wut sein, die sich auf den Magen gesetzt hat. Die *Sekundär-Blockade* ist der organisch gereizte und energetisch verdunkelte Magen. Die *Tertiär-Blockade* finde ich dann häufig in den Nasenschleimhäuten, die aufgrund der gereizten Magenreflexzone in unmittelbarer Nachbarschaft dauerhaft gereizt sind, wodurch die *Quartär-Blockade* im Tränenkanal des Auges entstehen kann.

Das psychosomatische Abreagieren der Wut im Magen könnte demgemäß ein autoaggressiver Heuschnupfen sein. Eigentlich juckt den Klienten die Wut im Magen; diese ist aber so tief verdrängt, dass ihm stattdessen die Nase und die Augen jucken. Also lässt sich der Betroffene vom Arzt ein Mittel gegen den Heuschnupfen verschreiben, das zwar die quartären Symptome lindert, aber die primäre Ursache nicht heilt. Keine Pille dieser Welt heilt die Wut des inneren Kindes.

Der ursprüngliche Ort für Neid liegt im Thymus-Chakra, wobei Neid entlang den Jochbeinen, Schultern und Armen verschoben werden kann. Wut gehört zum Bauchchakra, kann sich jedoch auf die gesamte Speiseröhre, den Magen-Darm-Trakt sowie die Muskulatur verteilen.

Zeichen der Lösung sind: Deine Schultern sinken herunter, deine Bauchdecke wird weich, dein Darm gluckert entspannt und du seufzt vor Erleichterung. Meistens atmest du noch einmal tief ein und wieder aus. Ein Wonneschauer prickelt jene Körperstelle hinunter, die so lange angespannt war. So fühlt es sich an, wenn eine Blockade aufgelöst wurde. Eine Diskrepanz zwischen dem, was du denkst, und dem, was du fühlst, schwindet.

Auch das Gehirn kann in seinem Inneren gespannt oder entspannt sein, heiß oder kalt. Eine entspannte oder weiche Kopfhaut erzählt ebenso davon wie das hölzerne oder sanft-synchrone Schweifen der Aura.

Blitzheilung

Die Klientin versucht seit drei Jahren, schwanger zu werden. Ohne Erfolg. Sie legt sich auf die Massagebank und ich beginne, unsere Energiekörper miteinander zu verbinden. Aus dem Inneren ihres Körpers leuchten ihre Ovarien wie ausgefranste Wollknäuel aus dem dunklen Gewebe hervor. Ich spüre ihre Anspannung, sie stehen unter Druck. Als ich tiefer in das Gewebe hineinfühle, strömt die Wut zu mir herauf. Es ist die Wut auf den Vater, er hat die Familie entzweit. Wie Strom fließt das Gefühl unter meine Haut, in den Körper hinein, und findet zielsicher seine Quelle: das Vitalchakra. Es kostet mich einen Moment, dann öffne ich das Tor, und die Impulse eilen in das Zentrum hinein und lösen sich auf.

Mehr bedarf es nicht. Der Druck aus den Ovarien ist gelöst und damit das Problem behoben. Das Zellgewebe leuchtet wieder im Fluss der Information und ist damit bereit, seine natürliche Aufgabe zu erfüllen.

Zwei Monate später folgt der Anruf: Sie ist schwanger.

Die Angst

Rückzug der Energie

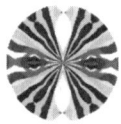

Blockierende Primärgefühle lösen sich über ihr Gewahrwerden und Empfinden auf. So auch die Angst. Die Angst bedarf ihres Gewahrseins als Angst, um ihren Daseinszweck zu erfüllen. Indem du die Angst zulässt, klingt sie ab. Oft genügt es, wenn du die Angst-Blockade als das benennst, was sie ist: »Ich habe Angst«, oder: »Ich habe Angst vor …«

Ziel und Sinn der Angst ist es, uns zu schützen, und dafür muss sie wahrgenommen werden. Sie ist ein überlebenswichtiger Impuls, der die Gegenbewegung der Handlung bewirkt. Rennt ein Tier geradeaus, kann die Angst dafür sorgen, dass es erschrocken zurückweicht. Die Angst hat eine Sonderstellung inne. Wir finden sie im ganzen Körper verteilt, ohne dass ihr Aufenthaltsort eine logische Ursache haben müsste. Wir können die Angst nicht zurück an ihren Entstehungsort verfolgen, weil ein solcher Ort für die Angst nicht existiert. Dort wo sie sitzt, sitzt sie zu Recht.

Diese Haltung gegenüber den unangenehmen Gefühlen ist hilfreich: Sie haben alle recht. Sie haben ein Recht, zu existieren. Es sind Facetten deiner Persönlichkeit, die du deinem Bewusstsein wieder hinzufügen kannst. Je dunkler und abstoßender sie wirken, desto größere Teile deiner Seele halten sie gefangen.

Der gesamte Körper kann so voller Angst sein, dass jede Körper- oder Gefühlsregung Angst erzeugt. Ein Gefühl, das sich regt, wird gleichbedeutend mit einer Angst, die wir spüren.

Typische Symptome einer Angstblockade sind:
- Körperliche wie geistige Unsicherheit in bestimmten Situationen; Schwindel, weiche Knie, Nervosität
- Aggressionen (auch in Worten und Bildern), die sich spontan gegen uns oder andere richten
- Dissoziation, Flucht in Tagträume und Gedankenspiele in angespannten Situationen
- Konzentrationsschwächen in Schlüsselsituationen
- Depressivität und Energielosigkeit am Morgen

Schreitet die Selbstheilung voran, schmilzt die fraktionierte Seele wieder zusammen. Die wie lose baumelnden Gliedmaßen binden sich wieder an. Erinnerungen finden zu der Person zurück, die sie völlig vergessen wähnte. Hegt die Person ein Gefühl, durchläuft es jetzt fühlbar den ganzen Körper. Bewegt sie sich, bewegt sie den ganzen Körper. Es gibt keine Trennung mehr zwischen geistiger und körperlicher Betätigung. Im Schatten der Angst tun unsere Hände das eine und unser Geist das andere. Die Beine wippen nervös unter dem Tisch, während unser Kopf versucht, ruhig über etwas nachzudenken. Angstfrei sind unser Körper und unser Geist miteinander versöhnt und reagieren einvernehmlich auf das, was geschieht.

Die Reinigung der Chakras sollte jeder zeitlich so gestalten, wie er es verkraftet. Dafür ist die Waage zwischen aktiver und passiver Reinigung zu halten. Unser Bewusstsein reinigt und reguliert sich im Schlaf selbst. Dabei folgt es den angelegten Bahnen des Chi, aber scheut wie ein junges Pferd vor großen Blockaden und Hindernissen zurück. Albträume erblühen in den wirrsten Formen und Farben, die ein deutlicher Hinweis dafür sind, dass jemand die Lösung für ein Problem noch nicht gefunden hat.

Diesen Schichten des Bewusstseins die Kontrolle über die Atmung anzuvertrauen, ist eine wirkungsvolle Methode, sie zu klären. Konzentriere dich auf die Körperzone, in der ein Chakra verortet ist, und höre bewusst auf zu atmen. Dieser Teil deines Bewusstseins wird den Atemvorgang übernehmen. Die Energiefrequenz eines Chakras findet sich in seiner Atemfrequenz wieder. Je tiefer ein Chakra liegt, desto ruhiger und tiefer strömt die Luft in die Lungen. Lässt du das Schwarze Chakra atmen, findet keine wahrnehmbare Atmung mehr statt.

Während die Chakras atmen, öffnen und reinigen sie sich zugleich, denn die Lungen sind dem blauen Chi des Halschakras zugeordnet. Diese Übung lässt sich hervorragend in den Alltag integrieren. Die körperliche Entspannung, die du dabei erfährst, kommt einem Kurzurlaub gleich.

Geistige Gesundheit besitzt eine spirituelle Dimension. Dass aber auch der körperlichen Gesundheit eine ebensolche Dimension zu eigen ist, daran müssen sich die Menschen im Westen erst gewöhnen. Heilung bedeutet auch Heilung eines kränkelnden Glaubenssystems. Was dir angetan wurde, tust du dir fortgesetzt selbst an. Und was du dir selbst zufügst, könntest du früher oder später anderen antun. Pädophilie, Exhibitionismus, Vergewaltigung, Mord – sie entströmen blockierter oder fehlgeleiteter Lebensenergie, die in der stofflichen Außenwelt wiederholt, was sich in der feinstofflichen Innenwelt abspielt. Die Täter wiederholen ihr Trauma im Versuch, es zu heilen. Der Mörder mordet, um seine Schmerzen zu lindern. Der Pädophile missbraucht, um die Beziehung zu seinem inneren Kind wiederherzustellen.

Wäre das Bewusstsein von allen entspannter, gäbe es in der Welt weder Raub noch Mord, noch Drogensucht.

Die Heilung von Kindern

Ihre Tochter sei schwer lungenkrank und benötige dringend Hilfe, sagt sie. Als ich das Mädchen das erste Mal sehe, verstehe ich warum. Sie ist schwer krank. Ihre Aura ist auf der ersten und zweiten Ebene farb- und energielos, ihr Magen und ihre Galle sowohl psychisch als auch physisch überreizt und ihr Herzmeridian hat die Farbe von Ocker angenommen.

Lisa ist elf und wir verstehen uns auf Anhieb. Sie leidet an einer angeborenen Stoffwechselkrankheit, ihre Lungen reinigen sich nicht richtig und verschleimen. Spielerisch führe ich sie an die energetische Heilung heran. Ich kitzle sie mit meiner Energie, ohne sie zu berühren, und erhitze einen Punkt in ihrer Hand.

Bei den Füßen beginnend, lasse ich rotes Chi in den kleinen Körper fließen. Der materielle Körper von Kindern ist durchlässiger für Chi als der von Erwachsenen. Sein kontinuierliches Wachstum erfordert das. Lisas Ängste und Sorgen haben sich auf ihre Haut projiziert und verursachen Entzündungen in den Mundwinkeln und Gelenken. Das rote Chi beruhigt sämtliche Energie- und Körperfunktionen und stimmt das Kind auf die folgende Behandlung ein. Während sich ihre Atmung beruhigt und die Energie in ihrem Körper zu wirken beginnt, betrachte ich ihre inneren Organe. Überall wo mir etwas nicht gefällt, setze ich eine energetische Assoziation in den Körper wie ein Lesezeichen. Mein Bewusstsein gleicht jetzt einer weiten Fläche, auf der ich verschiedene Handlungen synchron vollziehen kann. Mein materieller Körper steht am Fußende des Bettes und haucht noch immer rote Energie in den Körper. Aber meine Energie ist auch am Kopfende des Bettes und fließt hellgelb vom Kopf des Mädchens herab. Wie die organischen Funktionen in meinem Körper verteilt sind, habe ich energetische Funktionen im Raum verteilt. Zusammen mit diesen energetischen Assoziationen beginne ich das Energiesystem auf verschiedenen Ebenen zu harmonisieren.

Lisas Körper hat etwas gespeichert, das ihm schadet. Eine Erfahrung wurde tief im Knochen der Wirbelsäule abgeladen und pulsiert wie ein schwarzes Herz in Aberhunderten Ranken verknäuelt. Die Blockade ist vielschichtig, sie umschlingt sich selbst, als würde sie eine noch größere

Wunde vor dem Zugriff des Bewusstseins verstecken. Sie reagiert auf meinen Blick, und ihre Selbstumklammerung greift fester. Sie will auf keinen Fall berührt werden.

Wir können die Luft anhalten, aber irgendwann müssen wir atmen – oder wir ersticken. Auch unsere Organe können kurzfristig ohne den Informationsfluss des Bewusstseins auskommen, ohne zu erkranken. Aber hält das Gewebe Informationen vor jener Instanz versteckt, die sie heilen würde, entsteht ein Widerspruch, der sich als Krankheit äußern kann. Krankheit ist nicht nur energetische Disharmonie, sie ist das Zeichen einer seelischen Paradoxie, in zwei entgegengesetzte Richtungen gleichzeitig laufen zu wollen.

Während ich Lisas Energiekörper in gleichgerichtete Schwingung versetze und die Energiekreisläufe aufeinander abstimme, geschieht etwas. Das schwarze Herz beginnt zu wandern. Die Blockade entrankt ihre hundertfachen Glieder wie eine Krake und flüchtet ihren unsicher gewordenen Aufenthaltsort, um an einer neuen Stelle anzusetzen. Sie sitzt jetzt im Hüftknochen, den sie stählern zu umklammern beginnt. Wie in einem Kurzfilm sehe ich, wie der Knochen im Lauf der nächsten Jahre angegriffen wird. Hier kann die Blockade nicht bleiben. Als ich frage, welche Information ihr fehlt, damit sie sich auflösen kann, fällt die Antwort unerwartet aus: Die Blockade wird unsichtbar.

Sie ist immer noch vorhanden, aber sie ist durchsichtig geworden für jeden Blick. Vielleicht wünschte ein ängstlicher Teil von Lisa, einfach zu verschwinden, nicht angesehen zu werden, sich in Luft aufzulösen. Nach einer Weile spüre ich, das dunkle Trauma hat sich allen Blicken entwunden. Seine negative Strahlung nimmt ab und verglimmt. Die Blockade hat sich befreit.

Heilende Hände

– Reiki –

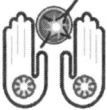

Wir alle sind zur energetischen Heilung fähig – und im gleichen Maße zur energetischen Hemmung. Intuitiv machen wir vor allem von der zweiten Form des Energieaustausches Gebrauch. Eltern dominieren ihre Kinder, indem sie deren Energiefluss blockieren. Ehepartner laugen sich gegenseitig aus und geistig irritierte Menschen übertragen ihre Symptome auf Freunde und Verwandte. Jahrhundertelang haben wir im Westen das Chi zur Erschaffung von Störfeldern benutzt statt zur emotionalen Harmonisierung. Gleichklang und damit Gesundheit zu erzeugen, ist so simpel. Allein der aufrechte Wunsch, zu helfen, reicht aus.

Tritt das Ego beiseite, wirkt der Urpunkt, das Absolute Bewusstsein, in die Wirklichkeit hinein und stellt mithilfe des Chi die höchstmögliche Ordnung her. Die ordnende Kraft des Absoluten Bewusstseins ist die Antriebsfeder der Evolution und Grund für unsere Erholung im Schlaf sowie die heilsame Wirkung der Meditation, des Gebets oder der spirituellen Heilung. Um sich und andere zu heilen, muss das Ego nicht wissen, was es tut; allein die wohlmeinende Absicht, auf der Bewusstseinsebene zu helfen, kann die Genesung einleiten. Hat das Ego gelernt, demütig und willenlos zu sein, wird es zunehmend in die Heilung einbezogen. Selbstlosigkeit ist der Weg zur tiefsten Ebene der Welt, da diese Ebene keine Trennung kennt. So erhält der Mensch zunehmend die Informationen, die sonst nur seine tiefsten Bewusstseinsschichten erhalten.

Im Reiki, der Heilung mit den Händen, leiten wir Liebe aus der Brustmitte in unsere Hände hinein. Bereite deine Hände darauf vor, einen geliebten Menschen liebevoll zu berühren. Jede Form der Spannung, des Kribbelns oder des Schmerzes solltest du aushalten, bis du spürst, dass die Energie stimmt. Der Fokus deines Chi wird entlang den Meridianen bis zu den Händen wandern. Vielleicht spürst du, wie sich deine Hände erwärmen. Die Energie in und um deine Hände wird dichter. Auch ohne übersinnliche Wahrnehmung merkst du, sobald warmes Blut in deine Hände fließt, wie die Arme und Schultern plötzlich entspannen und du eventuell einen Luftzug in den Handflächen spürst, der ausströmt beim Ausatmen und einströmt beim Einatmen.

Solltest du diesen »Wind« fühlen können, versuche die Energie aus deinen Händen stetig ausströmen zu lassen, sowohl beim Ein- als auch beim Ausatmen. Keine Sorge, erschöpfen kann sich dein Chi nicht. Geteilte Liebe ist immer doppelte Liebe, weshalb die energetische Heilung den Empfänger *und* den Geber heilt. Das grüne Chi der Liebe ist die stärkste Heilenergie, die wir haben, sie lässt die Welt gedeihen und erblühen. In Kombination mit dem rosa Chi der Zärtlichkeit und dem hellblauen Chi des Halschakras öffnen sich Tür und Schloss der Seele. Zunächst sollten wir unsere eigenen Hände »aufschließen«, um mit offenen Händen zu heilen.

Sind deine Hände warm und energiegeladen, beginne mit der Heilung. Nähere dich mit diesen Füllhörnern der Liebe dem Betroffenen. Die Muskelspannung wird allein durch die gefühlte Nähe deiner liebevollen Hände gelockert und gelöst. Du wirst sehen, wie der Körper des Betroffenen augenblicklich mit Entspannung reagiert. Entweder sinkt die Spannung sanft bis auf die Knochen zurück oder die Muskeln zucken rhythmisch wie die Flanken eines Pferdes, bevor sie sich entspannen. Äußert der Betroffene Schmerzen oder fühlst du energetische Widerstände (heißes Pochen oder kaltes Stechen gegen deine Hände), handelt es sich um eine tiefere Blockade, die sich zwar lockert, aber nicht löst. Es fehlen ein oder zwei wichtige Energien/Gefühle, damit die Blockade sanft zurücksinken kann. Liebe kann auch schmerzhaft sein. Wurde zum Beispiel die Erfahrung gespeichert, dass die Offenheit des Herzens Schutzlosigkeit bedeutet, die zu Verletzungen führt, benötigt die Liebesblockade auch die Energie der Offenheit (Halschakra) und die des Selbstschutzes (Thymus-Chakra), um sich zu lösen. Der Gefühlswiderspruch der Blockade äußert sich im Schmerz. Könnte dieser abgespaltene Teil der Seele sprechen, würde er sagen: »Liebe führt zu Schmerzen. Indem ich die Liebe blockiere, blockiere ich die Schmerzen.«

Leitest du Liebe in diese Blockade, wird sie sich mit Händen und Füßen wehren. Die von dir gespendete Liebe widerspricht dem Wunsch und Daseinszweck der Blockade. Demnach solltest du diesen Persönlichkeitsteil des Betroffenen langsam und umfassend überzeugen, dass seine Offenheit für die Liebe sein Herz nicht wieder verletzt. Dafür sind die Puffer-Energien wichtig, die zwischen der seelischen Wunde des Betroffenen und der kränkenden Außenwelt stehen. Bei einem Erwachsenen sind die jeweils darüberstehenden Chakras die Puffer für die darunterstehenden. Die Stärke der Chakras entscheidet über ihre Toleranz. Das Kronenchakra schützt das Kopfchakra, das Kopfchakra schützt das Halschakra, das Halschakra schützt das Herzchakra, das Herzchakra schützt das Bauchchakra, das Bauchchakra schützt das Vitalchakra und das Vitalchakra schützt das Wurzelchakra.

Fehlt dem Wurzelchakra Energie, zapft es also das Vitalchakra an, das jetzt stärker beansprucht wird, was seine Drehung vorübergehend beschleunigt. Sein sattes Orange wird heller und bewegt sich schneller, was die Tatkraft des Betroffenen erst erhöht und dann verbraucht. Burn-out wäre die Folge. Die Ursache des Burn-outs entlarvt sich aus diesem Blickwinkel als fehlende Geborgenheit in der frühsten Kindheit. Darum ist die energetische Heilung als Ergänzung der Schulmedizin so wichtig. Sie heilt die emotionalen Ursachen und damit die Folgen, die daraus erwachsen, ohne dass der Betroffene selbst durch die dunklen Schichten seines Bewusstseins tauchen müsste. Angesichts der explodierenden Kosten im Gesundheitswesen sollten wir es uns nicht länger leisten, auf die Möglichkeiten der energetischen Diagnostik und Therapie zu verzichten.

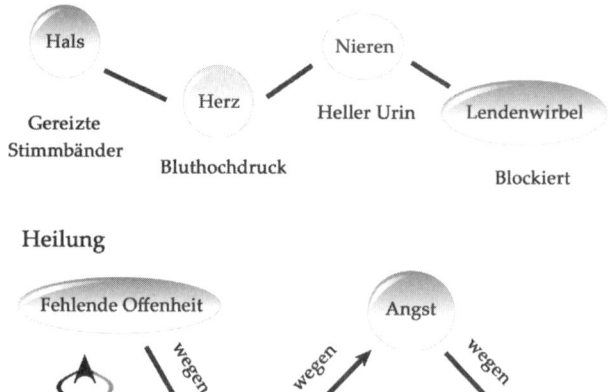

Funktionsgruppe (Beispiel)

Hals

Gereizte
Stimmbänder

Herz

Bluthochdruck

Nieren

Heller Urin

Lendenwirbel

Blockiert

Heilung

Fehlende Offenheit

Angst

wegen

wegen

wegen

Fehlende Liebe

Fehlende Geborgenheit

Geborgenheit

Teilen Blockaden eine emotionale Ursache, bilden
sie eine Funktionsgruppe. Wird eine der Blocka-
den gereizt, reizt dies auch alle anderen Blocka-
den der Gruppe. Schließen wir in der Heilung
den unterbrochenen Kreis, löst sich die Funktions-
gruppe mit ihrer gemeinsamen Ursache auf.

Ist die Heilung einer Körperstelle erfolgt, suchst du die nächste. Überlasse deinem Unterbewusstsein die Führung deiner Hände oder spüre selbst, wo du Energielecks findest. Das Chi des Betroffenen kann deine Hände mit schlafwandlerischer Sicherheit dorthin lenken, wo sie gebraucht werden. Löse dich von deinen Gedanken und überlasse dich deinem Gefühl. Dies ist der Augenblick, loszulassen – auch den Wunsch, zu heilen. Es ist nicht an dir, die Heilung zu vollziehen, sondern das Chi deines Energiekörpers wird diese Arbeit übernehmen. Du kannst den Wunsch, ein Körperteil oder Organ zu heilen, formulieren, aber erzwingen kannst du es nicht.

Zu störrischen Blockaden kannst du sagen: »Nimm dir, was du brauchst, und gib mir, was du willst«, um den heilsamen Austausch der Energien zu fördern. Ob du es merkst oder nicht, dein Energiekörper wehrt sich instinktiv gegen die einströmenden Energien des Betroffenen, wenn diese sehr negativ sind. Diese »schlechten Schwingungen« in unserem innersten Kern zu transformieren, kann eine anspruchsvolle Aufgabe sein. Ich spüre die Wut eines Klienten, wenn ich seine dunkelorange Energie in mich hineinströmen lasse. Doch empfange und empfinde ich diese Energie nicht als Wut, sondern als das, was sie ist: Lebensenergie. Was ich mit meinen Chakras tue, fällt dem Klienten durch die Identifikation mit seinen Gefühlen so schwer: Ich lasse sie einfach fließen.

Blockaden, die geliebt und akzeptiert werden, öffnen sich. Blockaden, die geöffnet sind, können vom Fluss des Chi aufgenommen und ins Zentrum der Chakras gespült werden, wo wir sie in reines Licht verwandeln.

Folgst du diesem Weg der Heilung weiter, eröffnet sich für dich als fortgeschrittener Heiler die Möglichkeit der energetischen Synchronisation. Dabei verbindest du den Energiekörper des Klienten nahezu vollständig mit dem deinen. Du spürst, was er spürt, und er spürt, was du spürst. In dieser Art verschmelzen die Bewusstseinsformen miteinander und eine Heilung findet auf mehreren Ebenen zugleich statt. Auf der einen Seite kopiert der Energiekörper des Klienten den Zustand deines Energiekörpers, sobald er ihn als den ruhigeren und damit gesünderen erkennt. Und auf der anderen Seite kannst du den Körper des Klienten heilen, als wäre es der eigene.

Die Klienten können diese Synchronisation bewusst miterleben und sehen die gleichen Bilder, hören die gleichen Geräusche und erleben die Lösung einer Blockade im gleichen Augenblick. Viele Klienten berichten von wechselnden Hitze- und Kälteempfindungen sowie den »magnetischen Feldern«, die sich innerhalb ihres Körpers bewegen.

Die energetische Synchronisation ist im Grunde eine Bewusstseinsverschmelzung. Ich fühle, was der Klient fühlt, und er fühlt, was ich fühle. Jede Blockade spiegelt sich vielfach im Körper und ist auf der organischen und energetischen Ebene mit anderen Blockaden vernetzt. Entspannung und Gesundheit sind im Reich des Chi ein und dasselbe. Aus diesem Grund fahren die Menschen in den Urlaub. Sie wollen sich ausruhen, Energie tanken. Etwas, das automatisch geschehen würde, könnten sie auch im Alltag innerlich loslassen. Befinden wir uns in unmittelbarer Nähe eines ruhigen, geerdeten Menschen, färbt diese Ruhe auf uns ab und wir finden den Frieden, den wir zur Gesundung brauchen.

Die Heilung mit den Händen ist eine einfache und dennoch sehr wirksame Methode. Wer auch nur ein bisschen entspannter ist als der Betroffene, ist zu dieser Soforthilfe fähig. Instinktiv legen wir den Arm um einen Freund oder reiben ihm den Rücken. Es ist der direkte Austausch von Chi. Dem gegenüber steht die Fernheilung, die über einen indirekten Austausch der Lebensenergie erfolgt.

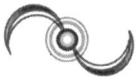

Erzeugen eines Chi-Balls

Das Chi zu fühlen ist einfacher, als es zu sehen. Beginne damit, deine Handflächen in einem Abstand von zwanzig Zentimetern auseinanderzuhalten. Fühle in das Pulsieren deines Blutes hinein und atme entspannt in deine Hände. Versuche, feinere Empfindungen in der Haut, den Fingern oder den Handballen zu spüren. Je tiefer du in diese zunächst unscheinbaren Empfindungen hineinfühlst, desto stärker werden sie pulsieren.

Konzentriere nun Aufmerksamkeit zwischen deine Hände. Das Chi wird sich dort verdichten und in der zweiten Auraschicht eine helle Kugel formen, eingedreht wie ein Embryo. Vielleicht kannst du das Gegeneinanderströmen der Energie zwischen deinen Händen fühlen. Je entspannter du bist, desto stärker wird die Empfindung werden. Es fühlt sich an wie zwei gleichpolige, sich abstoßende Magnetfelder. Versuche, diesen Chi-Ball jetzt kraft deiner Vorstellung zu bewegen. Fühlst du seine Bewegung zwischen deinen Händen? Vielleicht kannst du sogar eine Frequenz empfinden, in der deine Handflächen pulsieren? Dann versuche, diese Frequenz willentlich zu erhöhen, und der Druck zwischen deinen Händen nimmt zu.

Du wirst feststellen, dass sich von jeder Frequenz, die du im Geiste vorgibst, ein anderer Teil deines Körpers angesprochen fühlt. Einige Frequenzen sind angenehmer als andere. Das ist ganz normal. Beginne damit zu spielen. Projiziere die Energieempfindungen zwischen deinen Handflächen hin und her. Komprimiere die Energie zwischen deinen Händen zu einem kompakten und dann wieder entspannten Chi-Ball; oder bewege diesen Ball vorsichtig rauf und runter, vor und zurück. Je weniger du dich materiell bewegst, desto eher nimmst du die Bewegungen des Chi wahr.

Wenn du willst, projiziere die Empfindungen von deinen Händen an die Fußsohlen. Das tust du, indem du den Ort zwischen deinen Händen im Geiste mit dem Ort an deinen Füßen verbindest. Keine Sorge, du kannst nichts beschädigen. Zuletzt empfehle ich, die Augen zu schließen und diesen Chi-Ball um deinen Körper kreisen zu lassen. Sobald du spürst, wie die Kugel um dich kreist, verbinde diesen Ort in der Kugel mit dem Ort, an dem du dich befindest.

Warum zittern die Hände des Heilers?

Die starke Emission von Chi durch die Hände des Heilers kann dazu führen, dass seine Hände in einem charakteristischen Muster zu zittern beginnen. In der Telekinese überträgt sich dieses Zittern und Schwanken sogar auf das Objekt, kurz bevor es sich in der gewünschten Weise bewegt. Ursache dafür ist die erhöhte Frequenz des Chi, das jetzt rasch seine Polarität wechselt. Der Geist bewegt das Chi, und das Chi bewegt den Körper. Der Körper ist es gewohnt, die Ströme des Chi in Bewegung umzusetzen. Je entspannter der Körper, desto stärker kann das Chi in ihm fließen. Aber je stärker das Chi fließt, desto stärker reizt es den Körper, sich zu bewegen. Die so entstehende Mischung ist ein Zittern der Hände des Heilers oder Schwanken des stehenden Klienten. Es ist der Versuch des Körpers, die Bewegungen des Geistes umzusetzen. Das Zittern der Hände ist also ein gutes Zeichen und spricht für die Intensität der aus dem Körper strömenden Heilenergie.

Energetische Synchronisation

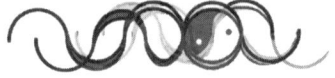

Je offener und reiner deine Chakras sind, desto stärker ist dein Chi und damit deine Fähigkeit, zu heilen. Mit jedem weiteren Chakra besitzt du ein weiteres Werkzeug, das du in unterschiedlicher Kombination einsetzen kannst. Das Kronenchakra als Pforte zum Absoluten Bewusstsein ist sicherlich das stärkste, aber nicht immer das probateste Mittel. So vielschichtig die menschliche Psyche gebaut ist, so vielschichtig kann ein Trauma gestaltet sein. Jede Ebene des Bewusstseins ist ihr eigener Vor- und Nachteil.

Der Vorteil der Ich-Ebene ist, dass sie zwischen Innen und Außen, Dein und Mein unterscheiden kann. Das Ego versucht unerlässlich, seinen Willen durchzusetzen, und wir können dabei so hartnäckig auf unserem Standpunkt beharren, dass wir am

Ende zerstören, wofür wir gekämpft haben. Ein Ego zu besitzen, ist also ein Gewinn und Verlust zugleich.

Der Vorteil des Kopfchakras ist seine Klarheit und kühle Distanz. Es kann jeden Inhalt jonglieren, ohne emotional davon berührt zu werden. Damit ist der Vorteil – die kühle Distanz – zugleich der Nachteil dieser Bewusstseinsebene.

Anders das Bauchchakra: Für diese Ebene des Bewusstseins ist alles Körper und Gefühl, es besitzt eine immense Größe und Macht. Sein Nachteil ist, dass es mit dem körperlichen Wohlgefühl vollkommen zufrieden ist. Aus der Sicht des Ego ist diese Bewusstseinsebene ein infantiler König, der inmitten funkelnden Reichtums freudig im Dreck spielt. Verschmilzt du diese beiden Instanzen, kombinierst du die objektive Distanz des Kopfchakras mit der Macht des Bauchchakras. Die energetische Heilung findet jetzt auf zwei Ebenen statt, wobei die Nachteile der einen Ebene durch die Vorteile der anderen aufgehoben wurden. Je weiter deine Chakras geöffnet und miteinander verbunden sind, desto mehr Antworten auf energetische Fragen hast du parat.

Hast du genügend antagonistische Energien miteinander versöhnt, kannst energetische Operationen durchführen. [Farbabbildung 18]

Zunächst erschaffst du mit dem Wurzelchakra eine ruhige und entspannte Atmosphäre. Du berührst liebevoll mit dem Chi deines Herzchakras den Energiekörper des Klienten. Mit dem Halschakra spürst du tiefer in ihn hinein. Du erhältst die Information aus seinem Energiekörper, als wäre es dein eigener. So wie der Hals eine Trennlinie zwischen Kopf und Körper bildet, formt das Halschakra eine Trennlinie zwischen eigenen und fremden Energien. Öffnest du diese Grenze, kann fremdes Chi in dich einströmen und du beginnst mit der energetischen Synchronisation. Diesmal gibst du dich jedoch nicht mit dem automatischen Abgleich der Energien zufrieden, sondern greifst bewusst in das Geschehen ein. Also leitest du die einströmenden Informationen in dein Drittes Auge, um eine energetische Röntgenaufnahme der Blockade zu erhalten. Verbinde ich mich derart mit einen Menschen, sehe ich ein bunt pulsierendes Bild, dessen einzelne Farben sich entsprechend der Frequenz der Chakras erneuern. Die »Aufnahmetechnik« dieser vierdimensionalen Röntgenaufnahmen gleicht also eher dem Sonar, wobei die Wellen zur Ortung und Vermessung des Gegenstandes den Schwingungen der Chakras entsprechen. Rot erneuert sich mit 4 Hertz, Gelb mit 8 Hertz, Grün mit 14 Hertz und so weiter. Alles was vor diesem bunt leuchtenden Hintergrund schwarz erscheint, ist eine Blockade.

Ich beginne, die im Körper des Klienten vorhandene oder selbst induzierte Energie so zu leiten, dass sich die Blockade auflösen kann. Wie ein guter Klempner repariere ich die undichten Rohrleitungen und habe Ersatzteile mitgebracht, die ich zur Not in Form einer energetischen Assoziation einsetzen kann.

Der Körper des Klienten liegt entspannt vor mir. Kennt er meine Methoden noch nicht, sorgt er sich zuweilen aufgrund der starken Hitze, die auf seinem Körper entsteht, oder bricht gar in Tränen aus, wenn ein alter Schmerz emporsteigt. Wird es zu intensiv, machen wir eine Pause. Ansonsten gilt: Solange es sich gut anfühlt, ist es auch gut.

Jetzt betrachte ich die Aura des Klienten genauer und beobachte, wie sie sich unter dem Einfluss der neuen Energie verhält. Mehr ist nicht immer besser. Synchronisiere ich die Energien, muss ich auch selbst dafür sorgen, den Energiekörper des Klienten nicht zu überlasten. Ich bewege meinen Geist durch den Klienten und betrachte seine Organe, ob sie gut oder schlecht auf die neue Konstitution reagieren. Zum Teil habe ich dabei energetische Beschaffenheiten meiner Klienten übernommen, wenn Körperabschnitte oder Organe besser konfiguriert waren als meine eigenen.

Ist ein Organ energetisch geschädigt, kann es erneuert werden. Dafür trenne ich das Organ aus dem Energiekörper des Klienten, indem ich das umliegende Gewebe mit rotem Chi beruhige und das Organ anschließend mit dunkelblauem Chi separiere. Jetzt reinige ich es mit den Farben des Chi, die es benötigt, bis sich seine Spannung auflöst. Je tiefer wir im Körper arbeiten, desto stärker sind die fließenden Ströme. Innerhalb der Knochen ist die Energie extrem stark.

Ein Trick aus dem Aikido kommt uns hier zugute. Wir hebeln die »angreifende Kraft« mit ihrer eigenen Dynamik aus. Eine Yang-Blockade gleiche ich mit einem Yin-Feld aus. Der »Selbstangriff« des Klienten läuft ins Leere. Bedenke, wo Yang ist, da ist auch Yin. Wo der Klient leidet, existiert auch eine Lösung. Der Yin-Yang-Ausgleich bedarf keiner nennenswerten Energie.

Zuletzt bette ich das Organ in Zartrosa und verschließe die energetische Wunde mit grünem und hellblauem Chi. Das Rosa erweicht das Gewebe und hilft bei der Wundheilung, das Grün leitet die Selbstheilung ein und hellblaues Chi verhindert eine psychosomatisch induzierte Infektion.

Mit rotem Chi wird das Organ vollständig in den Energiekörper integriert. Laufen seine Energieimpulse symmetrisch, sollten sowohl die Schatten im Meridiansystem als auch die Dellen in der Aura verschwunden sein. Die Aura des Klienten wird jetzt schlafähnliche Bewegungen ausführen, also in Wellen entlang den projizierten Meridianen laufen. Dieser Augenblick ist sehr wichtig zur Integration des neuen Energielevels und sollte nicht durch Gespräche mit dem Klienten gestört werden. Die Ruhephase nach einer solchen Behandlung darf 20–30 Minuten betragen.

Günter Haffelder untersucht dieses Phänomen, das ich »energetische Synchronisation« nenne. Herausragende Heiler besitzen die Fähigkeit, bewusst eine Blaupause der Krankheit ihrer Klienten abzurufen und eine energetische Antwort auf diese emotionalen Fragen zu geben. Dieses Frage-Antwort-Spiel des Bewusstseins ist weder an Raum noch an Zeit gebunden. Sobald ein Heiler seinen Klienten gedanklich kontaktiert – so zeigen die Versuche Haffelders –, verändern sich die Gehirnwellenmuster des Klienten. Die krankheitstypischen Muster erscheinen jetzt im EEG des Heilers. Der Kontakt ist hergestellt. Der Heiler beginnt, die fehlenden Schwingungen auszugleichen. Er vergrößert oder verkleinert bestimmte Bereiche des Energiekörpers und greift für die Heilung auf die eigenen Blaupausen eines gesunden Organismus zurück. Wissenschaftlich dokumentierbar geschieht dieser Informationsaustausch im Bereich der Deltawellen und ist sichtbar im Elektro-Enzephalogramm (EEG).

Fernheilung

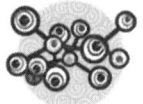

Heilung oder Linderung kann berührungslos erfolgen. Für das Absolute Bewusstsein existieren weder Raum noch Zeit, keine Energie und keine Materie. Und selbst das körpernahe Chi reicht viele Meter weit, bevor es sich zerstreut. Die besten Resultate mit einer Fernheilung erziele ich, wenn ich die energetische Signatur des Klienten im Bewusstseinsfeld suche, die zweidimensional den dreidimensionalen Energiekörper enthält. Der dreidimensionale Energiekörper prägt den vierdimensionalen Materiekörper, der energetische Schwächen in Krankheitssymptome aus Fleisch und Blut übersetzt. Diesen Energiekörper des Klienten heile ich mit Chi, als stünde er vor mir. Das Chi wird dafür meinem Absoluten Bewusstsein entströmen, nicht meinem Energiekörper – was eine differenzierte Heilung insofern erschwert, dass ich persönlich nur große Blockaden fühle und sehe, während die kleinen Reaktionen und Gefühle des Klienten im Gewimmel der Energien untergehen.

Alles was lebt, besitzt diesen Energiekörper, ein Gerüst und Skelett aus Chi, das als lebender Bauplan des Organismus fungiert. Die Aura dampft und strahlt in Schalen aus diesen kreisenden Energien hervor. Alles was lebt, ist erleuchtet, und dieses Licht des Lebens durchdringt sämtliche Schichten unseres Daseins in hierarchischer Form. Die höchste Ebene hat auch die höchste Ausdehnung und Frequenz. Das Bewusstsein durchdringt uns vom Feinstoff bis zum Grobstoff; seine Schwingung und damit sein Potenzial werden nach unten verlangsamt, wobei sich sein individueller Körper zunehmend verdichtet und in

Raum und Zeit lokalisiert. Je klarer das Bewusstsein in Raum und Zeit lokalisiert ist, desto unfreier ist es in seinem Verhalten.

Je tiefer die Ebene ist, auf der jemand geheilt wird, desto weiter sind die Auswirkungen seiner Heilung. Wenn du die Lebensenergie heilst, heilst du zugleich Gefühle, Gedanken und Handlungen.

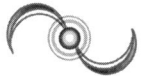

Übung der Fernheilung

Setze dich einem Freund gegenüber bequem hin und versuche, mit geschlossenen Augen seine Gegenwart zu spüren. Fühle seine Anwesenheit, seine körperliche Präsenz im Raum. Atme langsam und tief in diese Präsenz hinein, die sich weiter und weiter vor dir öffnet. Mit der Zeit fühlst du in seinen Körper hinein, als wäre es dein eigener. Triffst du auf Widerstände, zum Beispiel im Herzbereich oder Bauchraum, atme entspannt weiter und löse die Missempfindung in deinem eigenen Körper auf. Nach einer Weile wirst du spüren, nichts weiter tun zu können. Dann erzwinge es auch nicht. Gleiche deine Erfahrungen mit denen deines Freundes ab.

»Ich spürte es sofort, als der Kontakt hergestellt war. Wie eine Infrarotlampe. Die Wärme drang einfach durch. Der Kontakt half mir sehr, mich zu beruhigen.«

Markus P.

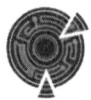

Wie ein Radio auf der richtigen Frequenz
– Erfahrungen aus der Fernheilung –

Sie ruft mich abends an und wünscht eine Behandlung. Sie ist Floristin, ihr droht die Arbeitslosigkeit. Jede Pflanze, die sie berührt, verkümmert noch am gleichen Tag. Bindet sie einen Strauß, verdorrt er im Wasser. Berührt sie eine Staude, vertrocknet die Pflanze im satten Erdreich. Natürlich sage ich zu. Mehr als ihren Namen und ihre Stimme habe ich nicht, aber ich spüre ihre Gegenwart auf diese geheimnisvolle Weise, als stünde sie neben mir.

Hinter geschlossenen Augen beruhige ich meine Gedanken und harmonisiere meinen Energiefluss. Um mit Chi zu heilen, muss ich selbst das Chi fühlen. Der Kontakt zu mir selbst führt zur Verbindung mit anderen. Also atme ich tiefer und lockere meinen Geist. Mein Bewusstsein muss sich weiten, bevor ich es an einem anderen Punkt im Raum wieder konzentrieren kann.

Die Muskulatur entspannt sich und liegt mit jedem Atemzug weicher auf den Knochen. Mein Körper verliert seine »Masse«, er wird durchlässig, wie von Magnetfeldern gehalten, und sanfte Ströme fließen jetzt spürbar durch ihn hindurch. Das ist das Chi. Ich öffne meine Augen und sehe meine Aura heftig fluktuieren. Links von mir verdichtet sich etwas. Wie ein Radio muss ich mich auf die richtige Frequenz einstellen. Dann erscheint sie vor meinem inneren Auge. Sie leuchtet aus dem uferlosen Meer hervor wie eine biolumineszierende Lebensform: Ihre Bewegungen, ihre Gefühle, die energetische Verfassung ihrer Organe. Ich sehe ihren Rücken, zwei Wirbel besonders, fühle einen verklemmten Schädelknochen, das Jucken der Haut und die Nieren, aufgeblasen wie Ballons. Aber das interessiert mich nicht. Meine Suche gilt der energetischen Ursache, die zugleich die Lösung für das Problem ist.

Traumgleich sehe ich eine Pflanze, die aus einem Brunnen wächst. Der Brunnen ist schwarz, die Pflanze grün. Der Brunnen ist vergiftet und das dunkle Gift zieht dunkel herauf. Ich fühle, wie mich jemand überragt. Es ist die Mutter der Klientin, die böse auf mich herabblickt. Ich fühle mich unerwünscht. Die Mutter gibt mir die Schuld für etwas, vielleicht dass ihr Mann sie nicht mehr liebt. Sie nimmt mich lieblos in den Arm. Sie wiegt mich, aber ohne Interesse. Sie säugt mich, aber ihre Milch schmeckt bitter. Ihre Liebe ist nicht rein, sie ist vergiftet wie der Brunnen. Sie mag mich nicht. Sie will mich nicht. Und das dunkle Gift steigt weiter und weiter in meinem Leben empor.

Zurück im Energiekörper der Klientin, reinige ich das grüne Herzchakra und stärke das Wurzelchakra, um Ruhe durch den Körper gleiten zu lassen. Der dunkle Brunnen leuchtet jetzt rot. Das Wurzelchakra verhindert den Energieverlust. Es dient wie ein Schwamm als Speicher und Schutz, damit die Energie nicht entrinnt.

Ich fühle, mehr ist nicht zu tun.

Zwei Wochen später ruft mich die Klientin erneut an und bedankt sich überschwänglich. Sie habe es zunächst nicht glauben wollen, darum der verspätete Anruf. Aber jetzt sei ihr nicht nur der Arbeitsplatz sicher, sie habe auch einen Freund gefunden.

Zum Schluss

Peter: Eigentlich will ich zurück zu mir. Ich will nicht weg von mir. Es ist schon so, dass ich mich eigentlich ganz auf mich selbst einlassen will. Aber … da ist auch diese Sorge, dass ich nachher nicht mehr derselbe bin. Nicht mehr ich. Ich will ich sein, versteht du? Für mich und nicht für andere.

Hartmut: Und was steht dem im Weg?

Peter: Mein Zorn zum Beispiel. Ich brauche den Zorn, sonst geht es nicht weiter. Wenn ich zu sehr entspanne, komme ich morgens nicht mehr aus dem Bett. Ja, ich muss noch was müssen, ich will noch was wollen, verstehst du? Ohne diesen Schub im Bauch, wenn mich was aufregt, wüsste ich eigentlich nicht mehr, woher die Energie nehmen, um weiterzumachen.

Hartmut: Dann ist der Zorn ein Teil von dir. Warum sich dagegen wehren?

Peter: Ja, aber die Wut stört mich auch. Ich kann sie nicht kontrollieren. Manchmal überkommt sie mich einfach und dann schreie ich rum. Später ist mir das peinlich. Zugleich brauche ich die Wut, aber ich will sie auch wieder nicht brauchen. Es ist einfach … – wenn alles in mir friedlich wäre und mich nichts mehr aufregen würde, kann ich eigentlich auch liegen bleiben. Wo liegt der Sinn, weiterzuleben, wenn mich morgens nichts mehr aus dem Bett treibt?

Hartmut: Das entscheidest immer noch du, würde ich sagen. Ob es mir bewusst ist oder nicht, aber ich bin es ja immer selbst, der bestimmt, was wertvoll, befriedigend oder sinnstiftend in meinem Leben ist und was nicht. Daran wird sich nie etwas ändern. Was sich ändern kann, ist die Freiheit, die du empfindest, sobald du weniger Handlungsimpulse verspürst, die du nicht willentlich erzeugt hast.

Peter: Also könnte ich theoretisch willentlich Zorn erzeugen, wenn ich ihn brauche, aber eigentlich ganz ruhig bleiben.

Hartmut: Genau.

Peter: Aber wer würde schon absichtlich zornig werden, wenn er die Wahl hat? Das ist doch absurd.

Hartmut: Genau. Wer die Wahl hat, entscheidet sich früher oder später für die Harmonie. Also Frieden, Glück und Liebe. Wer sich für die Rivalität entscheidet, also Wut, Neid und Gier, hat in Wahrheit keine Wahl. Das könnten wir ›Karma‹ nennen. Weil er keine Wahl hat, trifft ihn keine Schuld. Weil er keine Schuld hat, hat er unser Mitgefühl verdient.

Peter: Aber wenn wir keine Wahl haben, sind wir schicksalsbestimmt.

Hartmut: Ja und nein. Was tatsächlich geschieht und was nicht, ist weder festgelegt noch völlig frei oder dem Zufall überlassen. Es gibt eine unendliche Anzahl von Möglichkeiten, wie eine begonnene Handlung weitergeführt werden kann, wobei das Vorhergehende das Nachfolgende stark beeinflusst. Die Wirkung unserer Handlungen ist also bereits festgeschrieben, aber ihr Anstoß sind wir selbst. Egal wie wir uns entscheiden, die Folgen stehen bereits fest, aber wie wir uns entscheiden, obliegt uns.

Peter: Nein, das verstehe ich nicht … Oder meinst du das wie ein unendlich weit gefächertes Schienennetz, und egal welche Strecke wir wählen, wohin sie führt, steht fest, aber welche Schiene wir fahren, können wir eigentlich immer neu entscheiden?

Hartmut: Genau so.

Peter: Angenommen, das stimmt, was für einen Sinn hat das Leben dann?

Hartmut: Sinn und Unsinn bleiben frei wählbare Größen. Meist entstehen sie in Bezug auf ein Ziel. Wenn ich meine Tante besuchen möchte und dafür einen Tunnel grabe, ist das Unsinn. Sinnvoll erscheint hingegen die Fahrt mit dem Bus. Sobald sich das Szenario ändert und ich meine Tante besuchen möchte, aber gefangen gehalten werde, ist es wieder sinnvoll, einen Tunnel zu graben.«

Peter: Wenn ich das höre, fühle ich mich komisch. Was jemand als sinnvoll erachtet und was nicht, wird demnach von außen bestimmt?

Hartmut: Bestimmte Situationen scheinen uns bestimmte Verhaltensweisen nahezulegen, ja. Aber ob wir mitspielen oder nicht, entscheiden wir. Die Illusion der Notwendigkeit ist so hartnäckig, weil wir uns körperlich an sie angepasst haben. Besäßen wir alle nur ein Auge, wäre die Wahrnehmung der Welt flach. Dann wäre uns allen klar, dass etwas mit unserer Beobachtung nicht stimmt. Aber die Situation scheint eine vierdimensionale Welt zu sein, die wir auch optisch vierdimensional wahrnehmen und die vierdimensionale Handlungen erfordert. Damit wir optisch wahrnehmen, dass weder die Welt noch die Handlung eine reale Dimension besitzen, müssen wir offenbar alle drei Augen benutzen.

Peter: Das ist mir zu abstrakt.

Hartmut: Ja, das verstehe ich. Ich habe lange mit mir gehadert, ob diejenigen, die sehen, nicht lieber den Mund halten sollten, statt diejenigen, die nicht sehen, mit ihren Worten zu verunsichern. Aber mir haben die Worte geholfen, auch wenn sie mich mitunter wütend gemacht haben.

Peter: In mir brodelt es auch. Es ist einfach so unfair! Es fühlt sich so an wie …, als ob ein Millionär einem Bettler auf der Straße erzählt, wie toll sein Leben als Reicher ist! Das Leben auf der Straße ist eigentlich schon hart genug, aber mit diesen Bildern von goldenen Badewannen im Kopf …, das macht es nicht besser!

Hartmut: Ja. Aber woher willst du wissen, ob du inneren Reichtum erlangen kannst, wenn dir keiner sagt, wie?

Peter: Und für dich ist alles super, ja? Du lebst wirklich in einer bunt blubbernden Welt, in der die Ströme fließen?

Hartmut: Die Welt, die ich wahrnehme, ist die gleiche, die auch du siehst, mit dem Unterschied, dass ich sie als einen Spiegel betrachte. Die Schlieren und verwischten Fingerabdrücke auf dem Spiegel sind das Chi. Wer die Welt betrachtet, sieht meistens nur ein Bild. Er denkt dann, dieses Bild ist die Welt, so als würde ich durch ein Fenster gucken. Einer tieferen Wahrnehmung entspricht es bereits, wenn ich erkenne, dass es sich bei der Welt um einen Spiegel handelt. Jetzt kann ich mich fragen: Wen oder was spiegelt die Welt? Und die Antwort lautet natürlich: Den, der hineinblickt. Ich bin es also selbst, der sich die ganze Zeit betrachtet. Der Grund, warum die Menschen sich nicht in der Welt erkennen, ist der, dass sie ein falsches Bild von sich selbst besitzen. Die Welt spiegelt ganz offensichtlich nicht den Menschen, der ich bin; sie spiegelt das Göttliche, das ich bin. Das Chi zerschneidet und zerbricht diese Illusion, wie Schlieren auf dem Glas das vermeintliche

Fenster als Spiegel entlarven. Etwas, das vierdimensional wirkt, ist plötzlich flach und die bekannte Räumlichkeit eine Illusion.

Peter: Aber wie soll man sich in Hunger, Seuchen und Tod wiedererkennen? Das klingt für mich ziemlich absurd.

Hartmut: Das ist genau der Punkt. Wenn ich das Göttliche als eine personale Instanz innerhalb der Welt suche, werde ich kaum fündig werden. Alles was ich sehe, schaue ich genauer hin, ist noch mehr Leid und noch mehr Schmutz. Darum ziehen sich viele in sich selbst zurück. Wie eine Schnecke ringeln sie sich um ihren eigenen Schmerz und verschließen sich vor der Welt. So ist weder ihnen noch der Welt geholfen. Zu akzeptieren, dass unser irdisches Dasein notwendigerweise aus Freiheit und Zwang zusammengesetzt ist, bedeutet, sich erneut für den Möglichkeitsraum zu öffnen. Nur die Angst gebiert Götter, die sie anschließend verehrt. Religion ist oft ein Kreislauf der sich selbst vergötternden Angst. Die Angst wird zum Beweis, dass es Gott gibt.

Peter: Und wie überwinde ich diese Angst?

Hartmut: In der Meditation.

Peter: Ja, aber ganz ehrlich, wenn mir mein Leben Kopfschmerzen bereitet, ist Meditation dann nicht eigentlich ebenso eine Flucht wie Alkohol und Drogen?

Hartmut: Meditation ist, wenn sie gut vor- und nachbereitet wird, keine Zerstreuung, sondern höchste Konzentration. Eine mentale Anstrengung, die zur tiefsten Entspannung führt.

Peter: Okay, nehmen wir an, ich überwinde meine Angst. Was dann? Bin ich dann erleuchtet und schwebe losgelöst durch Zeit und Raum?

Hartmut: Was du wirklich bist, steht jetzt schon außerhalb von Raum und Zeit. Wenn dein Blick geklärt ist von Bedürfnissen, wirst du sowohl diese als auch die andere Welt mit neuen Augen sehen. Das klingt wie aus dem Versandhauskatalog für schlaue Sprüche, oder? Aber denk einmal darüber nach, wie viele Sachen dir Angst machen. Das sind tausend Dinge, oder? Kontrollverlust, Arbeitslosigkeit, Schmerzen, Kummer, sogar Gott … All diese Schrecken sind in einer Angst vereint. Der Angst, sich hinzugeben, einzusinken in das große Ganze, das wir sind.

Peter: Ja, schön und gut aber …

Hartmut: Jetzt stell dir vor, all diese Ängste wären verschwunden. Was glaubst du, wie würde sich eine solche Person fühlen? Was würde sie berichten, wie würde sie die Welt wahrnehmen?

Peter: Ja, ich glaube, ich weiß, was du meinst.

Hartmut: Die Formspannung dessen, was du suchst, verliert sich, sobald du es gefunden hast. Die Seele ist in Wahrheit so unermesslich reich, dass einzelne Diamanten bald keine Bedeutung mehr haben. Und hier schließt sich der Kreis, denn nur ein verwirrter Geist ist auf der Suche nach Freiheit. Wer die vollkommene Ordnung im vermeintlichen Chaos erkannt hat, muss die gesuchte Ordnung nicht mehr herstellen. Er lebt in ihr.

Peter: Und diese Ordnung ist das Göttliche?

Hartmut: Diese Ordnung steht jenseits des Menschen, jenseits der Tiere, jenseits der Natur. Wie willst du es bezeichnen, wenn nicht als ›göttlich‹?

Peter: Irgendwie erinnert mich das an die Monadenlehre, wo jede Monade so ein winziger Spiegel der ganzen Welt ist. Und Hegel hat auch so was gesagt: ›Das Wahre ist das Ganze …‹ Kann ich mir das Chi-Teilchen eigentlich wie eine Monade vorstellen?

Hartmut: Nein, Monaden sind dinghaft gemeint, Chi nicht. Es kann im Raum stehen, dann gleicht es gläsernen, bunt irisierenden Spinnenfäden. Oder es kann in Myriaden fluktuierender Partikel rauchen, strömen, flackern und in Schwaden wehen. Manchmal bildet es kristallisierte Formen in der Aura, die zwar stabil sind und mit dem Körper mitbewegt werden können, aber auf die – rauchend aus dem Körper tretende – Energie Einfluss nehmen. Chi ist schillernder Rauch, der sich zu Schnüren verbindet. Ein visuelles Echo, die sichtbar gewordenen Bewegungen der Gefühle – das was sich bewegt, wenn uns etwas ›bewegt‹.

Peter: Klingt gut, aber du hast leicht reden!

Hartmut: Wie kommst du auf die Idee, dass es für mich leichter war, als es für dich sein wird? Ich bin spirituell, nicht religiös. Ich verkaufe nichts. Ich preise nichts an. Alles was ich getan habe, ist, mich für die Wahrheit so weit wie möglich zu öffnen, egal ob sie mir gefiel oder nicht.

Peter: Und gefällt sie dir?

Hartmut: Die lebende Wahrheit, ja – die gelebte Lüge, nein.

Peter: Und wir Menschen leben in der Lüge?

Hartmut: Tja … Sagen wir, solange ich von der Einzigartigkeit von mir selbst und den Ereignissen in meinem Leben ausgehe, wird mir endgültiger Seelenfrieden zu Lebzeiten verstellt sein. Die vermeintliche Einzigartigkeit erzeugt einen Schutzreflex diesem ›Unikat‹ gegenüber. Ich will Dinge für mich allein, urteile aus meiner Perspektive und im Hinblick auf meinen Vorteil. So denkt das Ego. Ich sage nicht, dass das falsch ist. Ich sage nur, dass sich dadurch nichts ändert. Eine schlechte Situation kann dadurch nur schlechter werden. Sobald ich verstehe, dass ich viele Male existiere, wird mein Denken aufgelockert. Dann merke ich, dass meine Taten Auswirkungen haben und jeder den gleichen Schutz und die gleiche Fürsorge verdient hat wie ich. Und je weiter die Zeitspanne wird, die ich überblicke, desto gütiger werde ich fühlen und handeln. Bis in einen Bewusstseinszustand hinein, der plötzlich unendlich geworden ist.

Peter: Okay. Aber was könntest du mir zur Motivation sagen, diesem Weg zu folgen? Warum sollte ich diese Mühen auf mich nehmen, wo rings um mich herum eigentlich jeder nur an sich denkt?

Hartmut: Die Lüge fesselt und die Wahrheit befreit. In Wahrheit gibt es ohnehin keinen innersten Wesenskern, also das, was du zu schützen versuchst. Wenn etwas nicht greifbar oder konkret werden kann, ist es abstrakt. Das ›Ich‹ ist also abstrakt, beziehungslos, nicht an die Dinge gebunden. Die scheinbaren Verbindungen zwischen den Dingen – und dazu gehört auch die Gier – sind ebenfalls ohne reale Beziehung. Sie können niemals endgültig von außen befriedigt werden. Sie sind ein Fass ohne Boden. Wenn du also dauerhaft zufrieden sein willst, führt meines Erachtens kein Weg an der meditativen Haltung vorbei.

Peter: Einmal angenommen, ich wäre ohne all das glücklich.

Hartmut: Dann wärest du ohne all das glücklich.

Peter: Aber du sagst doch, mein ›Selbst‹ ist eine Illusion? Wie passt das zusammen?

Hartmut: Wer spricht denn gerade? Und wer leidet? Der Punkt ist folgender: Wir sind nicht nur die höheren Bewusstseinsfunktionen, sondern auch die tieferen. Darum ist es unmöglich, eine Grenze zu ziehen zwischen dem, was wir sind, und dem, was wir nicht sind. Der Versuch, sich abzugrenzen, entspringt dem Leid und führt wieder zu ihm zurück. Warum? Es entspricht nicht unserer Natur. Wer gegen seine Natur arbeitet und nicht mit ihr, wird leiden. Auf diese eine Aussage, kannst du alles reduzieren, was ich sage. Unsere wahre Natur ist selbstlos. Ohne ein Selbst, also ohne ein ›Ich‹.

Peter: Und mit dieser Natur soll ich zusammenarbeiten?

Hartmut: Ja, du kannst, aber musst nicht. Das Weltnetz, in das wir eingebunden sind, gleicht dem Internet. Facetten innerhalb dieses Bewusstseins sind wie Seiten in diesem Internet. Wir können die Seiten nacheinander angucken, mehrere Seiten zugleich, Bilder von der einen und Töne von der anderen. Alles ist möglich. Eine energetische Assoziation funktioniert wie ein Link zwischen den Seiten. Die Frage, die sich angesichts dieses eng vernetzten Weltbewusstseins stellt, ist die gleiche, die sich angesichts des Internets stellt: Was will ich damit? Was will ich überhaupt wissen, nachschlagen oder anschauen? Was brauche ich und wofür brauche ich es?

Peter: Wie ich sehe, wurde der Rasen im Garten geschnitten und die Büsche auch. Wie verträgt sich das mit deiner Behauptung, alles habe Bewusstsein?

Hartmut: Der Rasen wurde aus dem gleichen Grund geschnitten, wegen dem ich auch Obst und Gemüse ›ermorde‹ und verspeise. Damit ein Schmerzreiz im schulmedizinischen Sinne entsteht, muss der Energiekörper seine Impulse auf ein materielles Nervensystem projizieren. Wenn ein Wesen kein Nervensystem hat, kann es Stärken und Schwächen des Chi fühlen, aber keine Schmerzen. Wie unser Haar beim Frisör, spürt auch das Gras keinen Schmerz, wird es geschnitten.

Peter: Da du heute in Orakelstimmung bist, habe ich eine letzte Frage, die mich beschäftigt, seitdem ich das erste Mal davon hörte. Dass wir, wo wir einmal geboren wurden, sehr wahrscheinlich wiedergeboren werden, verstehe ich. Aber warum soll Erleuchtung eigentlich unsere Wiedergeburt verhindern?

Hartmut: Ja, diese Idee entstammt der Erfahrung, dass jedes Objekt im Holoversum einen individuellen Fingerabdruck besitzt, ein holografisches Wellenmuster, eine Art energetische Signatur. Ein Wellenmuster, das zum Erliegen kommt, geht im Ozean auf. Ein Licht, das alle Farben enthält, wird weiß. Eine Knospe, die sich öffnet, ist keine Knospe mehr. Ein Mensch, der sich ganz öffnet, ist kein Mensch mehr. Das ist Erleuchtung. Ohne das Schattenspiel verdrängter Gefühle erstrahlt die Kraft des reinen Gewahrseins. Ohne Bewegung keine Welle. Ohne Farben kein Traum. Und ohne ein sich selbst bewegendes Wesen nichts, das woanders wiedergeboren werden könnte. Das ist das Konzept. Umsetzen und erfahren muss das jeder für sich.

Peter: Und der physische Tod ist bloß das Abstreifen der alten Kleidung?

Hartmut: Ja, meine Erfahrung ist, dass der Tod die Rückführung zu uns selbst ist und nicht der Verlust von uns selbst.

Peter: Und diese Rückführung kann zu Lebzeiten erfolgen?

Hartmut: Was wir wirklich sind, ist die Antwort auf alle Fragen.

GLOSSAR

ABSOLUTES BEWUSSTSEIN: Der Ursprung des Seins und die höchste Ebene der Realität, in der »Ich« und Welt identisch sind: die Quelle, das Eine, Brahman, Dharmakaya, Aton, Manitu, Kether, Tao, Allah, Jahwe, Shiva, Gott ...

AIKIDO: Japanische Kampfkunst. Die angreifende Energie des Gegners wird derart umgelenkt, dass der Verteidiger einen Vorteil gewinnt. Die neutrale Haltung des Verteidigers wirkt für die Energie des Angreifers wie ein Spiegel, an dem sie reflektiert wird. Oder sie löst sich in der energetischen Verschmelzung mit dem Verteidiger auf.

AURA: In Chi-Wolken und Chi-Feldern sortierte Abstrahlung unseres Bewusstseins.

AURA-HÜLLEN: Die sieben Schichten der Aura, die aus abwechselnd wölkenden Schwaden und hauchdünn glimmernden Feldern bestehen.

BEWUSSTHEIT: Quantität des Potenzials. »Ich kann ...«

BEWUSSTSEIN: Qualität des Potenzials. »Ich bin.«

BEWUSSTSEINSFELD: Die Fotoplatte des Holoversums. Die zweidimensionale Fläche des Bewusstseins, die dreidimensionale Formen erzeugt. Jeder Augenblick und jedes Bewusstsein im Universum ist eine Reihe von Wellen innerhalb dieses Feldes. Jeder Körper im Holoversum zeigt ein spezifisches Wellenmuster in diesem Feld. Der Wellengang der Gefühle, die Senkungen und Hebungen in unserem Leben sind Bewegungen und Interferenzen darin.

BIOENERGETIK: Psychosomatische Erfassung und Heilung des Menschen, die in der Lebensenergie den Ursprung und das Ziel aller Handlungen sieht. Die Kausalkette ist: Lebensenergie R Bewegung R Gefühl R Gedanke R Handlung. Indem wir die Lebensenergie heilen, heilen wir also zugleich Gefühle, Gedanken und Handlungen.

BIOPHOTON: Lichtquanten, die aus jeder lebenden Zelle emittiert werden. Je gesünder eine Zelle ist, desto mehr Biophotonen sendet sie aus.

BLOCKADE: Dunkel blockierte Stelle des Energiekörpers, die durch die Verschiebung eines negativen Gefühls entsteht und lokal den Fluss des Chi verlangsamt, stoppt, verschluckt oder zurückschickt.

BUDDHA-NATUR: Die universelle, immanente Fähigkeit aller Lebewesen, Buddhas zu werden. Erleuchtung zu finden gehört zum Potenzial des Menschen, da die Welt rein potenziell existiert.

CHAKRA: Feinstoffliche Öffnung unseres Energiekörpers zur höheren Dimension des Absoluten Bewusstseins.

CHI: Raum- und zeitlose Potenzialität, die in farblich voneinander unterscheidbaren Frequenzen zwischen Raum (Yang) und Nicht-Raum (Yin), Sein und Nichtsein wechselt. Das Yin-Chi ist die Brücke zur spirituellen Welt, während das Yang-Chi den Zugang zur materiellen Welt erleichtert. Meiner Wahrnehmung gemäß handelt es sich bei dieser Bewusstseinsenergie weder um Biophotonen oder Nullpunkt-Energie noch um virtuelle Teilchen.

CHI-INTROJEKTION: Die Einverleibung eines energetischen Materials in das seelische Innere. Je tiefer das Material dringt, desto größere Effekte (positiv wie negativ) kann es zeigen. Dringt ein Impuls bis in das tiefste Zentrum der Seele vor, wird er in seine ursprüngliche »formlose Form« zurückverwandelt.

CHI-PROJEKTION: Die Übertragung von energetischen Impulsen auf ein innerkörperliches oder außerkörperliches Objekt. Die Phänomene der Reflexzonen, der Aura und Telekinese sind allesamt bewusste und unbewusste Formen der Chi-Projektion.

DREIFACHER ERWÄRMER: Ein Meridian im Energiesystem des Menschen, ohne organischen Bezug. Er ist orange, zeigt die Polarität Yang und gehört dem Vitalchakra an.

EGO: Das »Ich«. Eine Bewusstseinsschleife, die dualistisch entscheidet, bejaht und verneint, und zwar selbstbezüglich auf die eigenen Ziele in der Vergangenheit, Gegenwart und Zukunft.

EMERGENZ: Das Erscheinen schlummernder Eigenschaften in einem System, die sich mit der Neuordnung der Teile offenbaren.

ENERGETISCHE ASSOZIATION: Die vorübergehende Verknüpfung zweier Punkte mit Chi, die linear nicht miteinander verbunden sind. Ebenso eine energetische Funktion, die nicht dauerhaft zur Verfügung stehen kann oder stehen soll.

ENERGETISCHER FOKUS: Die Lupe unseres Bewusstseins, die entlang den Meridianen umherwandert und jeden betrachteten Prozess vergrößert, verändert, heilt oder blockiert.

ENERGETISCHE HEILUNG: Der direkte oder indirekte Austausch von Chi über die Hände und Chakras des Heilers.

ENERGETISCHE SIGNATUR: Unser individuelles Bewusstsein bildet sich aus Resonanzen mit dem Absoluten Bewusstsein. Wie Wellen im Ozean sind alle Wesen im Universum eins und doch getrennt, sie besitzen eine räumlich und zeitlich lokalisierbare Signatur. Woher dieses Bild, unsere Identität letztendlich stammt, sollte jeder für sich selbst beantworten.

ENERGETISCHE SYMBIOSE: Heilvolle oder unheilvolle Verknüpfung zweier Energiesysteme, wie sie Meridiane, Organe und Individuen bilden.

ENERGETISCHE SYNCHRONISATION: Die gezielte oder ungezielte Verschmelzung zweier Bewusstseinsformen über das Chi. Verbinden sich die Auras und Meridiane zweier Menschen, öffnen und verschmelzen sie ihre Energiekreisläufe, wobei das ruhigere und reinere Bewusstsein dominiert. Je mehr Aurahüllen und Kreisläufe sie teilen, desto stärker fühlen und denken sie wie eins.

ENERGETISCHE VERSCHIEBUNG: Die Verschiebung eines (Gefühls-)Impulses in den materiellen Körper und seine Extremitäten. Ein negatives Gefühl wird aus der Mitte des Chakras entlang der Meridianen in den materiellen Körper geschoben und dort abgelagert. Ist das Gefühl sehr stark, kann es zu psychosomatischen Beschwerden kommen. Die Reihenfolge der Verschiebung ist gleichrangig mit der Stärke des Gefühls. Ein Gefühl, das bis auf die Knochen verschoben wurde, ist mit extremen Affekten verbunden, die zugleich nicht geduldet werden.

ENERGIEKÖRPER: Das Hologramm unseres Körpers, wie es aus unserer energetischen Signatur entsteht. Wäre das Absolute Bewusstsein die Lichtquelle, entspräche die energetische Signatur unserer Fotoplatte und der Energiekörper dem ätherisch flimmernden Hologramm im Raum. Der Energiekörper ist im Gegensatz zum materiellen Körper nicht an Raum und Zeit gebunden, doch in jeder Blockade damit verklebt.

ENERGIEKÖRPER-PROJEKTION: Über das Chi strahlen wir pausenlos unseren emotional-somatischen Zustand in die Umgebung ab. Konzentrieren wir unser Chi außerhalb unseres Körpers – wie es für die Telekinese erforderlich ist –, übertragen wir unsere Körperfunktionen energetisch. Sind alle Farben vereint und die Konzentrationsfläche des Chi groß genug, haben wir all unsere Körper- und Bewusstseinsfunktionen auf eine Stelle außerhalb unseres Körpers übertragen.

FRAKTAL (lat. *fractus* = gebrochen): Ein natürliches oder künstliches Gebilde in geometrischen und selbstähnlichen Mustern, das aus mehreren kleineren Kopien seiner selbst besteht.

FUNKTIONSGRUPPE: Teilen Blockaden einen energetischen Ursprung, bilden sie eine Funktionsgruppe.

GEFÜHLSHIERARCHIE: Die Reihenfolge, in der Gefühle verschoben oder (die Reihenfolge umgekehrt durchlaufend) aufgelöst werden können. Gebaut ist die Gefühlshierarchie wie eine Pyramide, wobei die Primärgefühle unten stehen (z.B Trauer) und oben die Folgen (z.B. Neid).

GEFÜHLS-PROTUBERANZEN: Gasausbrüchen der Sonne gleich, schießen diese Protuberanzen halbkreisförmig aus dem Energiekörper heraus und wieder in ihn hinein. Extrem starke Gefühls-Protuberanzen können umstehende Objekte und Menschen mitreißen und bewegen bzw. beschädigen.

GEKOPPELTE MERIDIANE: Die gekoppelten Meridiane (z.B. Leber- und Lungenmeridian) tauschen untereinander Energie aus, wenn einer der beiden Meridiane einen Energieüberschuss oder Energiemangel aufweist.

HOLOVERSUM: Das holografische Gebilde unserer Welt. Obwohl es zeitlich und räumlich definiert zu sein scheint, ist es in Wahrheit alle Universen und alle Zeiten zugleich. Jedes Teilchen ist alle Teilchen. Alles ist jetzt und alles ist hier. Das Chi formt und verwandelt das Holoversum aus der Quelle unendlicher Möglichkeiten, dem Absoluten Bewusstsein.

IDENTITÄT: In westlicher Sicht das Eigentümliche von etwas in Bezug auf sich selbst, das ein Ding oder Wesen von allen anderen unterscheidet. In östlicher Sicht existiert eine Identität immer nur im Hinblick auf etwas anderes. Für unbelebte Objekte gilt allgemein, dass der Formwert für ihre Identität entscheidender ist als der Informationswert. Wessen Auto über Nacht aus völlig neuen Atomen zusammengesetzt worden wäre, würde es immer noch als sein Auto bezeichnen. Für belebte Wesen gilt der umgekehrte Fall. Wie jemand aussieht, ist weniger entscheidend, als wie er sich verhält. Ein Buddha ist mit jedem anderen Buddha (ob lebend oder tot) hinsichtlich aller Wesenseigenschaften gleich. Sie teilen sich eine gemeinsame, unsterbliche Identität.

INFORMATION (lat. *informare* = ›eine Form geben‹): In rekursiven Schleifen emergierendes Potenzial, eine Form zu geben oder eine Gestalt zu verändern. Information ist im Gegensatz zum alltäglichen Sprachgebrauch so abstrakt, dass sie nicht mehr Teil unserer vierdimensionalen Realität ist. Wie die Quantenteleportation demonstriert, ist ein Teilchen als reine Information definierbar. Was für die Teilchen gilt, gilt auch für uns. Wir können die Form eines Objektes zerstören, die Information bleibt erhalten. Derart lassen sich alle Formen auf eine Urform zurückführen, bis zu einer gemeinsamen Quelle, dem Absoluten Bewusstsein.

KARMA: Der Unwille oder das Unvermögen, eine unheilsame Beziehung der Abhängigkeit zu beenden. Karma begrenzt die Handlungsmöglichkeiten und lässt uns zugleich die unliebsamen Situationen immer wieder erleben. Positive oder negative Erfahrungen sind direkt durch positive oder negative Abhängigkeiten bedingt, die wiederum zu positiven oder negativen Erfahrungen führen. Diese Abhängigkeit und ihre Auswirkungen sind weder zufällig noch schicksalsgefügt, sondern untrennbar mit dem verbunden, was wir persönlich sind.

MATERIE: Eine stabile Form des Bewusstseins, die »scheinfest« eine gewisse Unabhängigkeit gegenüber den übrigen Ebenen der Realität besitzt.

MERIDIANE: Energiekanäle, die das Chi entsprechend seiner Farbfrequenz bildet, um schnell und geordnet fließen zu können.

MILAREPA: Tibetischer Heiliger, der erst ein Mörder und dann ein Buddha war.

NIRWANA: Der ortlose Ort, der Nullpunkt-Raum, der weder verlassen noch betreten werden kann. Die Selbsterkenntnis führt zu einem Zustand der Zustandslosigkeit, dem Potenzial, alles zu sein und alles zu sehen. Der Körper und das Ich sind nach dieser Erkenntnis lokale und duale Punkte eines non-lokalen, non-dualen Bewusstseins, dem Absoluten Bewusstsein.

NULLPUNKT-ENERGIE (auch Vakuum-Energie): Die Energie des leeren Raumes ohne Teilchen. Wie die Unschärferelation besagt, können wir den Aufenthaltsort und den Impuls eines Teilchens nicht gleichzeitig exakt bestimmen. In diesem Spannungsfeld existiert eine immer vorhandene Energie, die Nullpunkt-Energie.

PERPETUUM MOBILE: Die physikalisch unmögliche, einmal angestoßene, ewig weiterlaufende Maschine, die keiner weiteren Energiezufuhr bedarf.

POTENZIAL: Raum- und zeitloses Vermögen, jede Leistung zu erbringen. Potenzial ist das Innerste der Materie, da diese Energie ist, die wiederum Information ist, die wiederum als reines Potenzial besteht. Potenzial und Absolutes Bewusstsein sind identisch, denn das Potenzial enthält das Potenzial, sich seiner selbst bewusst zu sein. Womit alles auf die Ebene des »sich selbst bewussten Potenzials« reduziert werden kann, ohne dass hierdurch die höheren Ebenen der Realität ihre Geltung verlieren. Ein Mensch, der Erleuchtung gefunden hat, ist sich dieses sich selbst bewussten Potenzials bewusst geworden.

REFLEXZONEN (auch Head-Zonen): Sie spiegeln in immer kleineren Flächen den dynamischen Zustand des Körpers, wobei jedem Organ und seiner Funktion eine präzise Stelle zukommt, an die sich sein Zustand projiziert. Therapeutische Verwendung finden die Reflexzonen an den Füßen, Händen, Ohren, der Nase, dem Rücken und am Kopf. Wobei die fraktale Organisation des Bewusstseins in Wirklichkeit unzählige Reflexzonen über den Körper verteilt.

REKURSION (lat. *recurrere* = zurücklaufen): Führt der Ausgang eines Prozesses zur Einspeisung in sich selbst, handelt es sich um eine Rekursion. Ähnlich diesem Satz: »Ich bin eine Rekursion und ich laute: ›Ich bin eine Rekursion und ich laute: …‹« Oder anders ausgedrückt: Wird etwas mit sich selbst definiert, ist seine Definition rekursiv. In der praktischen Anwendung lautet das Grundprinzip der Rekursion die Rückführung einer Funktion auf eine simplere Form. Derart können neue Funktionen entstehen, die bereits Teil der ersten Funktion gewesen sind, ohne dass wir es wussten.

REKURSIVE SCHLEIFE: Eine Schleife, deren Eigenschaften Teil ihres eigenen Kreislaufes sind: Ein Impuls wird seinem Ausgangsort zurückgeführt, um Teil seines eigenen Kreislaufes zu werden. Wie bei einer Video-Rückkopplung kommt es dabei zu einem Phänomen, dass die entstehenden Muster sich selbst stabilisierende Eigenschaften entwickeln.

RELATIVES BEWUSSTSEIN: Das Individuum. Relativ ist dieses Bewusstsein in Bezug zum Absoluten Bewusstsein. Je größer die Abweichung ist, desto stärker ist der subjektiv empfundene Leidensdruck. Leid löst sich in der körperlosen Verschmelzung mit dem Absoluten Bewusstsein auf.

SATELLITEN-ICH: Der meditativ bewusst miterlebte energetische Fokus auf einen Meridian. Das Erlebnis gleicht einer Kapsel, in die wir hineinschrumpfen und um ein gefühltes Gravitationszentrum herumgeschleudert werden. Die Geschwindigkeit dieser Umkreisung kann beschleunigt oder verlangsamt werden, was energetische Auswirkungen auf den Körper zeigt.

SHIVA SAMHITA (sa. ›Shivas Kompendium‹): Ein indischer Yoga-Text, der detailliert die feinstoffliche Physiognomie und philosophische Situation des Menschen bespricht.

SUPRALEITER: Metall wird durch das Herunterkühlen auf den absoluten Nullpunkt (–273,15 °C) supraleitend. Die Elektronen können jetzt ohne Widerstand im Metall fließen. In einem Supraleiter wird Strom ohne Spannungsverlust beliebig weit übertragen.

TUMMO-MEDITATION: Die als Tummo bezeichnete Meditation erlaubt es, die Körpertemperatur selbst zu regulieren und selbst starke Emotionen zu »verbrennen«.

VIRTUELLE TEILCHEN: In einem absoluten Vakuum entstehen aufgrund der Nullpunkt-Energie Teilchen-Antiteilchen-Paare ohne definierte Masse, die sich kurz nach ihrer Entstehung gegenseitig aufheben.

WELLE: Das Prinzip, dem jede Welle folgt, ist die Umwandlung zweier physikalischer Größen ineinander. Die Welle ist ein Phänomen, das entsteht, wenn eine bestimmte Kraft in sein Gegenstück umschwingt. Bei mechanischen Wellen wechselwirken kinetische Energie und potenzielle Energie – und bei elektromagnetischen Wellen das Magnetfeld und das elektrische Feld.

WIEDERHOLUNG (PSYCHOLOGISCH): Die meist unbewusste Wiederholung eines Kindheitstraumas im Erwachsenenalter. Wurde ein Kind von seinem Vater geschlagen, kann es sich später zu gewalttätigen Partnern hingezogen fühlen. Das Trauma der Kindheit wird wiederholt, um ausheilen zu können. Die unausgesprochene Hoffnung ist, dass mit der Liebe des Partners die Liebe des Vaters zurückgewonnen werden kann.

ZENTRALKANAL: Eine energetische Struktur in der Mitte unseres Körpers, die als längliche Körperform des Absoluten Bewusstseins betrachtet werden kann. Der Zentralkanal ist in etwa so dick wie der Daumen und wird links und rechts von zwei strohhalmdicken Seitenkanälen flankiert. Der Zentralkanal ist von entscheidender Bedeutung für die Tummo-Meditation.

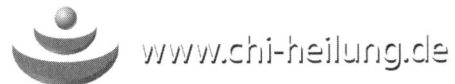 www.chi-heilung.de

Deine Adresse
für weiterführende Seminare
und energetische Heilungen

ATEM UND MEDITATION
Fühle die Sinne wachsen,
während dein Körper entspannt.

DIE AURA FÜHLEN UND SEHEN
Entwickle deine Fähigkeit,
die lebende Energie der Schöpfung zu sehen.

ENERGETISCHE SYNCHRONISATION DER KÖRPER
Erfahre die Einheit des Bewusstseins
mit anderen Menschen.

DIE ENERGIEKREISLÄUFE
Reinige deine inneren und äußeren Energiekreisläufe
zur Harmonisierung von Körper und Geist.

TELEKINESE
Projiziere deine Energie auf verschiedene Objekte
und erwecke sie zum Leben.

TUMMO
Entfache das Feuer deines Bewusstseins
und verbrenne die Wut im Bauch.

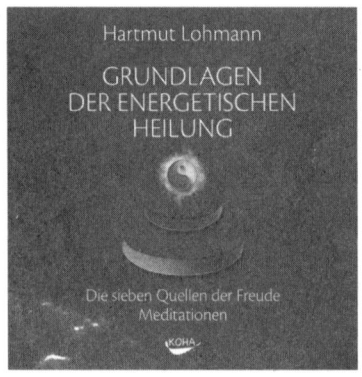

Hartmut Lohmann
Grundlagen der energetischen Heilung
Die sieben Quellen der Freude – Meditationen

€ [D] 12,99
CD, 71 min
ISBN 978-3-86728-165-2

Erfahren Sie mit dieser CD die Chakras als farbige Räume der Seele.
Spüren Sie Ihre Meridiane in feinstofflichen Kreisläufen und erweitern Sie Ihre Wahrnehmung über den Körper hinaus.
Tauchen Sie ein in eine Welt des Klangs und des Lichtes, geführt von einem Heiler, der die Energie des Lebens sehen und lenken kann.
Musik: Sayama